María del Pilar Díaz Martínez

Evaluación y diagnóstico de puntos gatillo en fisioterapia

María del Pilar Díaz Martínez

Evaluación y diagnóstico de puntos gatillo en fisioterapia

Primera parte: Miembro superior

Editorial Académica Española

Cover image: www.ingimage.com

Publisher:
Editorial Académica Española
is a trademark of
Dodo Books Indian Ocean Ltd. and OmniScriptum S.R.L publishing group

120 High Road, East Finchley, London, N2 9ED, United Kingdom
Str. Armeneasca 28/1, office 1, Chisinau MD-2012, Republic of Moldova, Europe
Printed at: see last page
ISBN: 978-613-9-44172-3

Índice

1. INTRODUCCIÓN A LA FISIOTERAPIA Y A LOS PUNTOS GATILLOS MIOFASCIALES (PGM).

1.1. Historia y desarrollo de la fisioterapia.

La historia de la fisioterapia se remonta a tiempos antiguos, donde se utilizaban agentes físicos como el agua, el calor y el masaje en combinación con rituales mágicos o religiosos para curar enfermedades. En la antigua Grecia, Hipócrates promovió la autocuración del cuerpo con medios naturales y mencionó el uso terapéutico del agua y el masaje. Durante la Edad Media, hubo un retroceso en el uso de estos métodos debido a prohibiciones religiosas, pero en el Renacimiento se retomó el enfoque clásico y se recomendó la masoterapia para diversas dolencias. En los siglos XVI y XVII, se publicaron obras que destacaban la importancia del ejercicio físico y la masoterapia para la salud. En el siglo XVIII, autores como Antonio Pérez Escobar y Joseph Clement Tissot abogaron por la incorporación del ejercicio físico en el tratamiento médico. En el siglo XIX, con el advenimiento del evolucionismo y el positivismo, hubo grandes avances en medicina y ciencia, aunque los agentes físicos aún no ocupaban un lugar destacado en comparación con la cirugía y la farmacología. Durante este período, se realizaron importantes contribuciones en el campo de la fisioterapia, como el desarrollo de la educación física por Pehr Henrik Ling, la introducción de la mecanoterapia por Zander, y los estudios de electroestimulación por Duchenne De Boulogne. Estos avances sentaron las bases para la evolución de la fisioterapia como disciplina terapéutica en los siglos posteriores (1).

Durante el siglo XX, la fisioterapia experimentó un desarrollo significativo que marcó su consolidación como disciplina en el ámbito de la salud. En los primeros años del siglo, la publicación de la "Biblioteca de terapéutica de Gilbert y Carnot" introdujo el término "fisioterapia" y clasificó los agentes físicos por primera vez. Destacados profesionales como Frenkel, Klapp y Lovett, entre otros, realizaron importantes contribuciones al tratamiento de diversas condiciones, desde alteraciones cerebelosas hasta escoliosis y desequilibrios musculares. En 1933, Guthrie-Smith desarrolló el aparato que llevaría su nombre, el cual sentó las bases de lo que hoy se conoce como poleoterapia. En 1946, Delorme y Watkins diseñaron un método de potenciación muscular sistemático llamado "ejercicios de resistencias progresivas", contribuyendo a la evolución en el tratamiento de la fuerza muscular. Françoise Mézières inició el estudio de las cadenas musculares en 1949, sentando las bases de técnicas modernas como la reeducación postural global y la técnica de las cadenas musculares.

Herman Kabat desarrolló el método de facilitación neuromuscular propioceptiva en la década de 1940, enfocado en la potenciación muscular y la propiocepción. En 1958, la Organización Mundial de la Salud (OMS) definió la fisioterapia como "el arte y la ciencia del tratamiento por medio del ejercicio terapéutico, calor, frío, agua, masaje y electricidad". En 1967, la Confederación Mundial de Fisioterapia (WCPT) la describió como "el arte y la ciencia del tratamiento físico", enfocándose en el uso de agentes físicos para curar, prevenir, recuperar y readaptar a los pacientes. El matrimonio Bobath introdujo una técnica de tratamiento para la parálisis cerebral infantil, que luego se extendió al tratamiento de adultos con hemiplejia. En 1967, Hislop y Perrine desarrollaron el concepto de "trabajo isocinético", el cual revolucionó el tratamiento mediante la resistencia proporcional a la fuerza muscular ejercida. Václav Vojta publicó en 1974 un sistema de diagnóstico y tratamiento precoz basado en la reactividad postural, especialmente relevante en el ámbito pediátrico (2).

Entre los eventos de la fisioterapia en España destaca el 2 de marzo de 1969, con una reunión en Madrid que marcó el inicio de la fundación de la Asociación Española de Fisioterapeutas (AEF). Posteriormente, el 12 de junio de 1969, en Barcelona, se llevó a cabo la Asamblea Constituyente donde se aprobar y se confirmó la primera Junta Directiva Nacional, liderada por José Llopis Diez. En 1970, la AEF experimentó cambios significativos con la elección de una nueva junta directiva durante una asamblea en Alicante, encabezada por D. Roberto González Fernández. Ese mismo año, la AEF se unió a la Confederación Europea de Fisioterapeutas, fortaleciendo su posición a nivel internacional. La AEF se dedicó a promover la elevación de los estudios de fisioterapia a nivel universitario, colaborando estrechamente con el Ministerio de Educación para establecer las Escuelas Universitarias de Fisioterapia en consonancia con los estándares internacionales. Durante los años siguientes, la AEF trabajó en la elaboración de un nuevo plan de estudios para la fisioterapia, liderando una comisión nacional encargada de este proyecto. En 1972, la asociación presentó al Ministerio de Educación un proyecto de reestructuración de los estudios de fisioterapia, que finalmente condujo a la promulgación de un Real Decreto en 1980, estableciendo las bases para la creación de las Escuelas Universitarias de Fisioterapia. Paralelamente, la AEF consolidó su presencia internacional al ser reconocida como miembro pleno de la Confederación Mundial de Fisioterapeutas en 1974. Además, continuó promoviendo la profesión a nivel nacional, organizando eventos y jornadas, y lanzando la revista "Fisioterapia" en 1979. En junio de ese año, se llevó a cabo una asamblea general en la que se eligió una nueva junta directiva nacional, liderada por D. Roberto Núñez Pérez, marcando así el inicio de una nueva etapa para la fisioterapia en España (3).

La fisioterapia experimentó un significativo avance en España a partir de la década de 1980, con importantes hitos que contribuyeron a su desarrollo y reconocimiento como carrera universitaria y profesión sanitaria. En 1980, la fisioterapia se estableció como carrera universitaria en España, pero fue en 1987, con la Ley de Reforma Universitaria, cuando recibió un importante impulso. Durante estos años, la Asociación Española de Fisioterapeutas (AEF) desplegó esfuerzos activos en favor del crecimiento de la profesión. En 1985, la AEF adaptó sus Estatutos a la nueva organización territorial, y en 1989, se estableció oficialmente el Título Universitario Oficial de Fisioterapia. La integración del fisioterapeuta en el equipo de Atención Primaria, impulsada por la AEF, marcó un hito importante en 1989, seguido de una regulación más detallada en 1991. Además, en 1989, se consolidó el "Área Específica de Conocimiento de Fisioterapia", permitiendo a los fisioterapeutas acceder a cargos académicos (3).

En 1990, se llevó a cabo el I Congreso Internacional de Fisioterapia del Deporte en España, en Valladolid. Sin embargo, el hito más significativo fue la fundación del primer colegio profesional de fisioterapeutas en el país: el Colegio de Fisioterapeutas de Cataluña, respaldado y financiado por la Asociación Española de Fisioterapeutas (AEF). Este paso marcó el inicio de la creación de colegios profesionales en todas las comunidades autónomas, convirtiendo a los socios de la AEF en los primeros colegiados. En 1998, el Consejo General de Colegios de Fisioterapeutas de España definió la fisioterapia como "la ciencia y el arte del tratamiento físico", enfocada en el uso de medios físicos para curar, prevenir enfermedades y promover la salud. En 1999, la Confederación Mundial de Fisioterapia (WCPT) actualizó la definición de fisioterapia, destacando que es un servicio proporcionado por fisioterapeutas, que incluye valoración, diagnóstico, planificación, intervención y evaluación, y que el movimiento completo y funcional es fundamental para la salud. En el año 2001, la AEF conmemoró el 50 aniversario de la WCPT y firmó un convenio para organizar su XIV Congreso Mundial. También se promovieron las publicaciones científicas. En 2002, Dña. Antonia Gómez Conesa se convirtió en la primera fisioterapeuta en obtener una Cátedra Universitaria. Estos eventos marcaron hitos significativos en la consolidación y reconocimiento de la fisioterapia como una profesión vital en el campo de la salud en España (4).

A lo largo de los años posteriores, se han alcanzado hitos significativos en el desarrollo y la promoción de la fisioterapia en España. En el 2003, se celebró el XIV Congreso de la WCPT en Barcelona y se renovó la Junta Permanente de la AEF. En el 2004, se publicó el Libro Blanco de Titulación de Grado en Fisioterapia y se creó el Colegio Oficial de Fisioterapeutas de La Rioja. Movimientos estudiantiles en el 2005 abogaron por una formación de calidad, mientras que en el 2006 se publicó la Ficha Técnica de los Estudios de Grado en Fisioterapia y se sentaron las bases para la Asociación Iberoamericana de Fisioterapia y Kinesiología. En el 2007, se celebraron los 50 años de la fisioterapia en España y se aprobaron las condiciones de los Planes de Estudio del Grado de Fisioterapia. En el 2008, se renovó la Junta Permanente de la AEF y se aprobó el patrocinio de la base de datos PEDro. Desde 2012, la Revista Iberoamericana de Fisioterapia y Kinesiología se fusionó con la revista Fisioterapia. En 2012, Madrid albergó el XIV Congreso Nacional de Fisioterapia, destacando por su innovación y participación activa. En noviembre de ese año, durante el X Aniversario del Colegio Profesional de Fisioterapeutas de Extremadura, se eligió a Dña. Antonia Gómez Conesa como presidenta de la Junta Permanente. En diciembre de 2014, se aprobó un nuevo reglamento para mejorar el funcionamiento de la AEF y se decidió que Antonia Gómez continúe como directora de la revista después de su presidencia. Durante esta década, la AEF promovió la creación de asociaciones filiales especializadas, como la Asociación Española de Fisioterapeutas en Salud Mental y otras. Colaboró con la ER-WCPT en la creación de las European Physiotherapy Guidelines for Parkinson's Disease. Desde 2010 hasta 2016, Sonia Souto representó a la AEF como Second Vice Chairman de la ER-WCPT. La AEF participó activamente con el Ministerio de Sanidad en diversas estrategias y proyectos, como el Proyecto IMA (Intelligent Motion Analysis) y el Proyecto Compromiso por la calidad de las Sociedades Científicas. En 2016, la revista Fisioterapia obtuvo el sello de Calidad de las Revistas Científicas. Además, la AEF organizó dos eventos internacionales en Madrid en colaboración con la WCPT (1).

Según el Real Decreto 1001/2002, del 27 de septiembre de 2002 la fisioterapia es una profesión sanitaria que se centra en la prevención, evaluación, diagnóstico y tratamiento de trastornos musculoesqueléticos y neurológicos, así como en la promoción del bienestar y la calidad de vida del individuo. Se basa en el uso de técnicas manuales, ejercicios terapéuticos, agentes físicos y educación del paciente para restaurar la función física y mejorar la movilidad, la fuerza y la flexibilidad. La fisioterapia aborda tanto las disfunciones agudas como crónicas, trabajando en colaboración con otros profesionales de la salud para lograr los mejores resultados para el paciente (5).

La función es lo que define el ejercicio de una profesión. Según el estatuto del Consejo General de Colegios de Fisioterapeutas, el capítulo I de los principios básicos del ejercicio de la Fisioterapia, en el Artículo 1 De la Fisioterapia encontramos que la Fisioterapia es el estudio y arte del tratamiento físico, es decir, el conjunto de métodos, acciones y técnicas que, mediante la aplicación de medios físicos, sanan y previenen enfermedades, fomentan la salud, recuperan, capacitan, rehabilitan y readaptan a las personas afectadas de disfunciones psicofísicas o a quienes se desea mantener en un nivel adecuado de salud. El ejercicio de la Fisioterapia incluye, además, la realización por el fisioterapeuta, solo o en equipo multidisciplinario, de pruebas eléctricas y manuales destinadas a determinar el grado de afectación de la inervación y la fuerza muscular, pruebas para determinar las capacidades funcionales, la amplitud del movimiento articular y medidas de la capacidad vital, todas enfocadas a la determinación de la evaluación y del diagnóstico fisioterapéutico, como paso previo a cualquier acto de fisioterapia, así como la utilización de ayudas diagnósticas para el control de la evolución de los usuarios. El objetivo último de la Fisioterapia es promover, mantener, restablecer y aumentar el nivel de salud de los ciudadanos con el fin de mejorar la calidad de vida de la persona y facilitar su reintegración social completa (5).

En el artículo 2 de los Fisioterapeutas, encontramos las responsabilidades del fisioterapeuta, ya sea en términos asistenciales, docentes, de investigación o de gestión, se derivan directamente de la función primordial de la Fisioterapia en la sociedad. Estas responsabilidades se ejecutan de acuerdo con los principios éticos fundamentales que rigen toda práctica profesional. Esto implica un profundo respeto por la dignidad de la persona, la protección de sus derechos humanos, así como una marcada responsabilidad, honestidad y sinceridad en todas las interacciones con los usuarios. Dentro de estas responsabilidades se encuentra la labor de establecer y aplicar una amplia gama de medios físicos con efectos terapéuticos en los tratamientos destinados a usuarios de diversas especialidades médicas y quirúrgicas. Estos medios físicos comprenden, entre otros, la aplicación de electricidad, calor, frío, masaje, agua, aire, movimiento, luz y ejercicios terapéuticos especializados. Tales intervenciones se aplican en áreas como cardiopulmonar, ortopedia, lesiones neurológicas, maternidad pre y postparto, entre otras. Además, se incluye la realización de procedimientos y tratamientos manuales específicos, alternativos o complementarios, dentro del ámbito de la fisioterapia (5).

Estas responsabilidades se desempeñan en una variedad de entornos, que van desde instituciones de salud hasta centros educativos, instalaciones deportivas, consultorios de fisioterapia, centros de rehabilitación y gimnasios, entre otros. Una vez que los fisioterapeutas cumplen con los requisitos establecidos por la legislación aplicable, adquieren plenos derechos y facultades para ejercer su profesión, sin importar la modalidad o el título legal bajo el cual presten sus servicios. Es importante destacar que la práctica libre de la profesión de fisioterapeuta se desarrolla en un contexto de competencia libre y está sujeta a regulaciones específicas, particularmente en lo que respecta a la oferta de servicios y la determinación de la remuneración, en conformidad con la legislación vigente sobre defensa de la competencia y competencia desleal (5).

1.2. Historia de los puntos gatillo miofasciales (PGM).

La comprensión del dolor musculoesquelético ha avanzado significativamente, enfocándose en identificar fuentes y causas específicas, como las neuropáticas, disfunciones articulares, causas musculares y la modulación del dolor por el sistema nervioso central. La historia del dolor muscular fue ampliamente revisada durante el siglo XX y actualizada recientemente, destacando las publicaciones que sustentan nuestra comprensión actual del dolor miofascial provocado por puntos gatillo (PG).

En el siglo XIX, Froriep describió "Muskel Sch wiele" como durezas palpables y dolorosas en los músculos, mientras que Adler en América usó el término "reumatismo muscular" e introdujo el concepto de dolor irradiado desde puntos sensibles. En Inglaterra, Gowers, Stockman y Llewellyn Jones introdujeron el término "fibrositis", mientras que en Alemania, Schmidt utilizó "Muskelrheumatismus". Schade, en 1919, descubrió que las durezas musculares persistían incluso después de la muerte, sugiriendo que la causa no era la contracción muscular activa, y propuso el término "Myogelosen". Durante las décadas siguientes, varios investigadores, como F. Lange y M. Lange, contribuyeron a la comprensión de las respuestas musculares y los PG. En 1937, Hans Kraus utilizó por primera vez el spray de cloruro de etilo para tratar los "Muskelhiirten" y, posteriormente, los PG. Kellgren, en 1938, demostró patrones de dolor referido al inyectar solución salina en los músculos. En este mismo período, tres médicos, Michael Gutstein, Michael Kelly y Janet Travell, identificaron los PG miofasciales en diferentes regiones del mundo, cada uno utilizando diferentes términos diagnósticos, pero describiendo características similares como la dureza palpable, puntos de sensibilidad extrema, dolor referido y alivio mediante masaje o infiltración. Travell, en particular, tuvo una influencia duradera con más de 40 artículos publicados entre 1942 y 1990, y su "Manual de los puntos gatillo" publicado en 1983 y 1992, donde documentó los patrones de dolor de PG en 32 músculos esqueléticos (6).

Estudios anatomopatológicos han intentado identificar la causa de los PG. Miehlke y sus colegas realizaron un estudio extenso sobre la fibrositis, encontrando hallazgos distróficos en casos más sintomáticos. La relación entre la fibromialgia y los PG ha sido un tema de debate, pero en 1990, un grupo de reumatólogos estableció criterios diagnósticos para la fibromialgia, vinculándola a una disfunción del sistema nervioso central. A mediados de los años ochenta, A. Fischer desarrolló un algómetro de presión para medir la sensibilidad de los PG y los puntos hipersensibles en la fibromialgia (6).

Finalmente, estudios recientes de EMG de aguja realizados por Hubbard y Berkoff en 1993 y experimentos con conejos realizados por Hong y Torigoe en 1994 confirmaron que una zona de placas motoras disfuncional es la principal localización de la patofisiología de los PG. Un avance adicional fue el estudio de confiabilidad interexaminadores realizado por Gerwin en 1994, que demostró la identificación fiable de criterios de PG miofasciales en cinco músculos (6).

1.3. Definición de PGM.

El Síndrome de Dolor Miofascial (SDM) es una condición caracterizada por un conjunto de signos y síntomas sensoriales, motores y autonómicos, que resultan de la presencia de puntos gatillo miofasciales (PGM). Estos PGM son áreas hiperirritables dentro de una banda tensa de un músculo esquelético, que se presentan como nódulos palpables y son dolorosos al ser presionados, estirados o contraídos (6). Además de dolor localizado, los PGM pueden causar dolor referido, disfunción motora, y fenómenos autonómicos, como cambios en la temperatura de la piel o sudoración anormal y tienen un diámetro entre 2 y 5 mm. Para diagnosticar un SDM, es crucial identificar todos los PGM que contribuyen a los síntomas, incluso si algunos de ellos no están clínicamente activos. El SDM puede afectar un solo músculo (SDM monomuscular) o involucrar grupos musculares o regiones anatómicas más amplias (7).

El concepto de PGM ha evolucionado desde que el término fue introducido por el cirujano ortopédico A. Steindler en 1940, quien observó que las infiltraciones con novocaína en estos puntos aliviaban ciertos dolores musculares. Sin embargo, la definición más comúnmente utilizada para los puntos gatillo es la proporcionada por Janet Travell y David Simons en 1992 "Un punto gatillo miofascial (PGM) es un punto del músculo que es extremadamente irritable, asociado con un nódulo hipersensible palpable dentro de una banda tensa". Ellos fueron de los pioneros en investigar y publicar sobre los PGM, desarrollando un manual que se ha convertido en una referencia para estudios posteriores. Históricamente, los PGM han sido conocidos por varios nombres, lo que ha generado confusión. Sin embargo, la terminología desarrollada por Travell y Simons ha sido ampliamente aceptada en la comunidad científica. Estos puntos gatillo, cuando se encuentran en músculos esqueléticos, pueden desencadenar dolor referido, hipersensibilidad y disfunción, haciendo esencial un diagnóstico preciso y un tratamiento adecuado (8).

1.4. Importancia de los PGM en la Fisioterapia

La musculatura esquelética, el órgano más grande del cuerpo humano y que representa casi el 50% del peso corporal, está formada por aproximadamente 400 músculos. Estos músculos pueden desarrollar puntos gatillo miofasciales (PG) que causan dolor y disfunción motora, a veces irradiando a otras áreas. No se puede afirmar que todos los puntos dolorosos al tacto son PGM, para considerarlo un punto gatillo debemos observar otras características que se detallarán más adelante en la sección de diagnóstico de puntos gatillo. Este tipo de dolor complica el diagnóstico y puede llevar a tratamientos inadecuados. Al menos el 30% de la población experimenta síntomas musculares, y muchos casos corresponden al síndrome miofascial (SMF), un problema común pero subdiagnosticado, especialmente porque no siempre presenta alteraciones visibles en pruebas de imagen o análisis (9).

El SMF es una condición incapacitante, especialmente en la población en edad laboral, y aunque es tratable, su manejo efectivo requiere no solo aliviar el dolor, sino también corregir problemas estructurales y posturales. El correcto diagnóstico y tratamiento de esta condición es crucial para mejorar la calidad de vida de los pacientes (10). El SMF se relaciona con diversas dolencias musculoesqueléticas como lumbalgias (11), cervicalgias (12), cefaleas (13, 14) o dolor escapular (15). Los PGM pueden ser tanto la causa primaria de dolor como una complicación secundaria a otras patologías. Aunque el dolor miofascial no pone en peligro la vida, puede afectar gravemente la calidad de vida.

Es fundamental diferenciar el SMF de otros trastornos, como la fibromialgia, ya que, aunque comparten ciertos síntomas, sus tratamientos son diferentes. La fibromialgia, que es una condición diferente al SDM, se ha vinculado a este debido a la similitud en algunos de sus síntomas. La fibromialgia se caracteriza por un proceso de sensibilización central que provoca dolor generalizado en varios tejidos, incluyendo los músculos. Con el objetivo de avanzar en la investigación de la fibromialgia y para facilitar su diagnóstico y clasificación, se han identificado 18 puntos específicos de dolor a la presión, de los cuales la mayoría coinciden con los puntos gatillo miofasciales. Este solapamiento, junto con el desconocimiento del SDM y las dificultades para diagnosticarlo, ha llevado a confusiones y diagnósticos erróneos. Es muy común que las personas con fibromialgia también tengan SDM, pero no ocurre con la misma frecuencia en sentido inverso (16).

El costo asociado al dolor miofascial es elevado y mayormente evitable. Muchas personas sufren dolor persistente que podría mejorar con un diagnóstico y tratamiento adecuados. La falta de reconocimiento de la naturaleza miofascial del dolor lleva a diagnósticos erróneos, generando frustración y dificultando el tratamiento efectivo. Es crucial que los profesionales de la salud mejoren su capacitación y comprensión de los PG miofasciales para reducir el sufrimiento y los costos relacionados con el dolor crónico no tratado. Además, aumentar la investigación y divulgación sobre esta condición puede optimizar los tratamientos y mejorar la calidad de vida de los pacientes (16).

1.5. Epidemiología de los PGM.

Los puntos gatillo miofasciales (PG) son extremadamente comunes y afectan a un gran porcentaje de la población. En un estudio realizado con 200 adultos jóvenes asintomáticos, se encontró que el 54% de las mujeres y el 45% de los hombres presentaban PG en los músculos de la cintura escapular. Además, el 25% de estos sujetos con PG latentes experimentaron dolor referido. En otro estudio con 269 estudiantes de enfermería, se identificaron PG en el 54% de los músculos pterigoideos laterales derechos, el 45% de los maseteros derechos profundos, el 43% de la parte anterior de los temporales derechos y el 40% de los pterigoideos mediales derechos. En cuanto a los músculos del cuello, el 35% de los esplenios de la cabeza y el 33% de los trapecios derechos mostraron PG. Un neurólogo examinó a 96 pacientes en una clínica del dolor y encontró que en el 93% de los casos, al menos parte del dolor era causado por PG miofasciales, siendo la causa primaria del dolor en el 74% de estos pacientes. Además, en una clínica ortopédica, el 21% de los pacientes con dolor del aparato locomotor presentaron PG activos en el músculo piramidal (17).

Los datos muestran que los PG miofasciales son una fuente significativa de dolor y disfunción, con una prevalencia que varía entre diferentes estudios y poblaciones. Sin embargo, estos puntos gatillo siguen siendo subdiagnosticados debido a la falta de criterios diagnósticos claros y la insuficiente formación en este campo. Esto contribuye a diagnósticos incorrectos y a un sufrimiento innecesario para los pacientes, además de altos costos económicos debido a la pérdida de productividad y tratamientos inadecuados. En resumen, los PG miofasciales afectan a un porcentaje significativo de la población y son una de las principales causas de dolor musculoesquelético, lo que subraya la necesidad de un mayor enfoque en su diagnóstico y tratamiento adecuado en la práctica clínica (17).

2. ANATOMÍA Y FISIOLOGÍA DE LOS PGM.

2.1. Fisiología de los PGM.

2.1.1. Estructura y función del músculo.

El músculo esquelético está compuesto por fascículos, cada uno con aproximadamente 100 fibras musculares. Cada fibra muscular contiene entre 1.000 y 2.000 miofibrillas, que son cadenas de sarcómeras conectadas en serie. La sarcómera, unidad contráctil básica, consiste en filamentos de actina y miosina que interactúan para generar fuerza contráctil. Durante la contracción, las cabezas de miosina, que actúan como ATPasas, se unen a la actina, impulsadas por la energía del ATP y activadas por el calcio liberado del retículo sarcoplásmico. La fuerza contráctil de una sarcómera depende de su longitud; esta disminuye si la sarcómera se estira o se acorta demasiado (18).

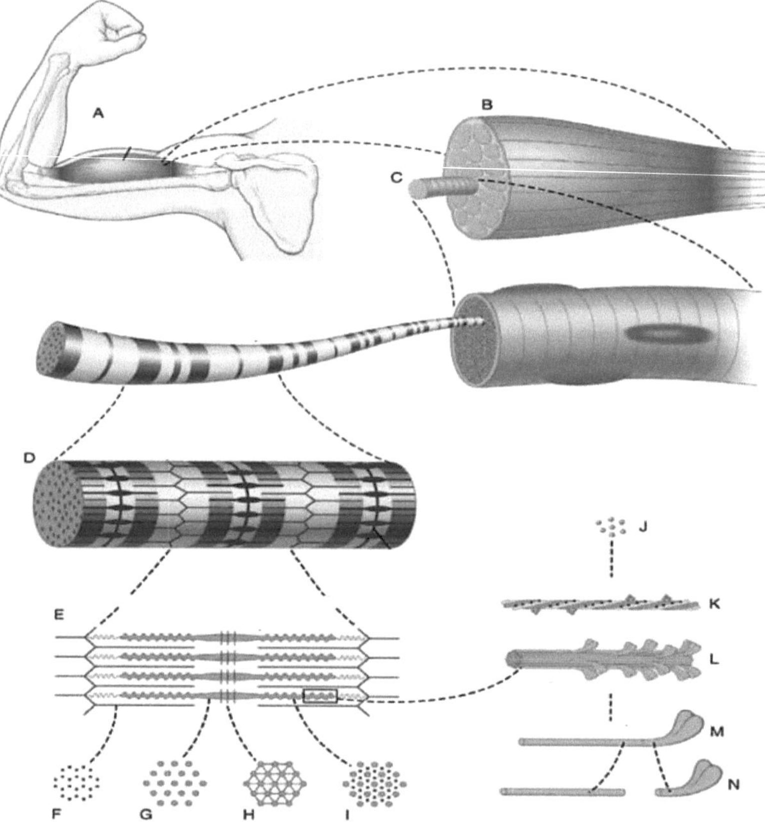

Figura 1. Esquema de la estructura y organización del músculo esquelético (18).

2.1.2. Unidad motora

Se denomina unidad motora a la estructura anatómica y funcional encargada de la contracción muscular. Esta unidad está compuesta por una neurona motora y todas las fibras musculares que son controladas por ella. La estimulación de una neurona motora provoca la activación de todas las fibras que esta inerva; es decir, cuando una unidad motora se activa, se contraen todas sus fibras musculares. El análisis de la anatomía y fisiología de la unidad motora tiene importantes repercusiones en el diagnóstico y seguimiento de trastornos neuromusculares. El registro de los potenciales eléctricos musculares mediante técnicas electrofisiológicas, como la electromiografía (EMG), permite hacer deducciones sobre la estructura muscular, su estado y su funcionamiento, desempeñando un papel crucial en el diagnóstico de enfermedades neuromusculares (19).

La unidad motora es la vía final que permite al sistema nervioso central controlar la actividad muscular voluntaria. Está compuesta por una motoneurona, su axón y todas las fibras musculares que esta inerva. Cada fibra muscular está inervada por una sola motoneurona, y la motoneurona define el tipo de fibra muscular. En los músculos posturales y de las extremidades, una unidad motora puede abarcar entre 300 y 1.500 fibras. La propagación del potencial de acción desde la motoneurona hasta las fibras musculares genera una contracción casi simultánea de todas las fibras inervadas, lo que produce un potencial de acción de unidad motora. El tamaño de una unidad motora y su distribución varían según el músculo, lo que afecta el control motor y la precisión de los movimientos (19).

2.1.3. Placas motoras

La placa motora es la estructura que conecta la fibra nerviosa terminal de la motoneurona con la fibra muscular, donde la señal eléctrica nerviosa se convierte en un mensajero químico (acetilcolina) que desencadena una señal eléctrica en la membrana de la fibra muscular. La región donde estas placas motoras inervan las fibras musculares se conoce como el "punto motor", que es clave para el diagnóstico y tratamiento de los puntos gatillo (PG) miofasciales. Las placas motoras suelen estar ubicadas cerca del centro de las fibras musculares en la mayoría de los músculos esqueléticos, como lo mostraron estudios de Coers y Woolf, y Aquilonius en diferentes músculos humanos (20).

Comprender la ubicación de las placas motoras es crucial para diagnosticar y tratar los PG. En general, las placas motoras se encuentran en el centro de las fibras musculares. Sin embargo, hay excepciones, algunos músculos, como el recto del abdomen y el semitendinoso, tienen intersecciones que dividen el músculo en segmentos, cada uno con su propia zona de placas motoras. El músculo sartorio tiene placas motoras dispersas a lo largo de todo el músculo, sin una zona definida. Este patrón también puede observarse en el músculo grácil, aunque con variabilidad entre individuos. En ciertos músculos compartimentados, cada compartimento tiene su propia zona de placas motoras, inervada por una rama específica del nervio motor, como ocurre en el extensor radial largo del carpo y el masetero. El gastrocnemio presenta una disposición de fibras anguladas que permite una mayor fuerza con menor movilidad, con las placas motoras ubicadas a lo largo del centro de cada compartimento muscular. Las placas motoras se alinean transversalmente a las fibras musculares, siguiendo los pequeños paquetes neurovasculares que las cruzan. Estos paquetes incluyen nervios sensitivos y autónomos, cuya proximidad a las placas motoras es relevante para entender el dolor y los fenómenos autonómicos asociados con los PG (20).

2.1.4. Unión Neuromuscular

En humanos, la organización es diferente a la de los animales, la tinción de colinesterasa revela múltiples grupos de hendiduras sinápticas en una placa motora, que podrían funcionar como varias sinapsis pequeñas, explicando las series de espigas en las fibras musculares. La unión neuromuscular es una sinapsis dependiente de la acetilcolina (ACh) como neurotransmisor. La terminal nerviosa libera paquetes de ACh, un proceso que requiere energía producida por las mitocondrias. Al llegar un potencial de acción a la motoneurona, se abren los canales de calcio dependientes del voltaje, permitiendo la entrada de iones calcio que estimulan la liberación de ACh. La ACh se libera en la hendidura sináptica y cruza hacia los receptores en la membrana postsináptica de la fibra muscular. La colinesterasa descompone rápidamente la ACh, limitando su acción y permitiendo una rápida respuesta a nuevos potenciales de acción. La liberación de paquetes individuales de ACh produce potenciales de placa en miniatura, mientras que la liberación masiva durante un potencial de acción despolariza la membrana postsináptica, generando un potencial de acción que se propaga a lo largo de la fibra muscular (20).

En la electromiografía de puntos gatillo miofasciales activos, se detecta ruido de placa, una anomalía que no se observa con la misma frecuencia en músculos sanos. Este fenómeno, vinculado con una liberación anormal de acetilcolina en reposo en la placa motora de estos puntos, se considera una disfunción primaria en el síndrome de dolor miofascial según la teoría de Simons. Estudios en modelos animales han respaldado esta teoría, mostrando que la infiltración de toxina botulínica en puntos gatillo reduce el ruido de placa. El exceso de acetilcolina provoca pequeñas ráfagas de potenciales de acción, resultando en una despolarización constante de la fibra muscular, lo que genera un acortamiento sostenido conocido como nudo de contracción. Este proceso daña la fibra muscular, creando un ciclo de desgaste que libera sustancias nociceptivas, perpetuando el dolor y la formación de nuevos puntos gatillo. Los puntos gatillo miofasciales también se asocian con la convergencia de redes neuronales dolorosas en el ganglio de la raíz dorsal, lo que podría explicar su relación con diversas afecciones, como la cefalea tensional. El dolor referido y la hiperalgesia son características distintivas de estos puntos. La contracción local rápida ante estímulos mecánicos, conocida como respuesta local contráctil, es otro rasgo del síndrome de dolor miofascial. Esta respuesta se observa solo en músculos con inervación intacta y se reduce significativamente si se interrumpe la conexión medular. El dolor crónico amplifica los estímulos nociceptivos, sensibilizando las neuronas de la médula espinal y facilitando la transmisión del dolor. La liberación de sustancias nociceptivas, como citocinas y neuropéptidos, provoca vasodilatación e isquemia, lo que contribuye al dolor muscular asociado con el síndrome (21).

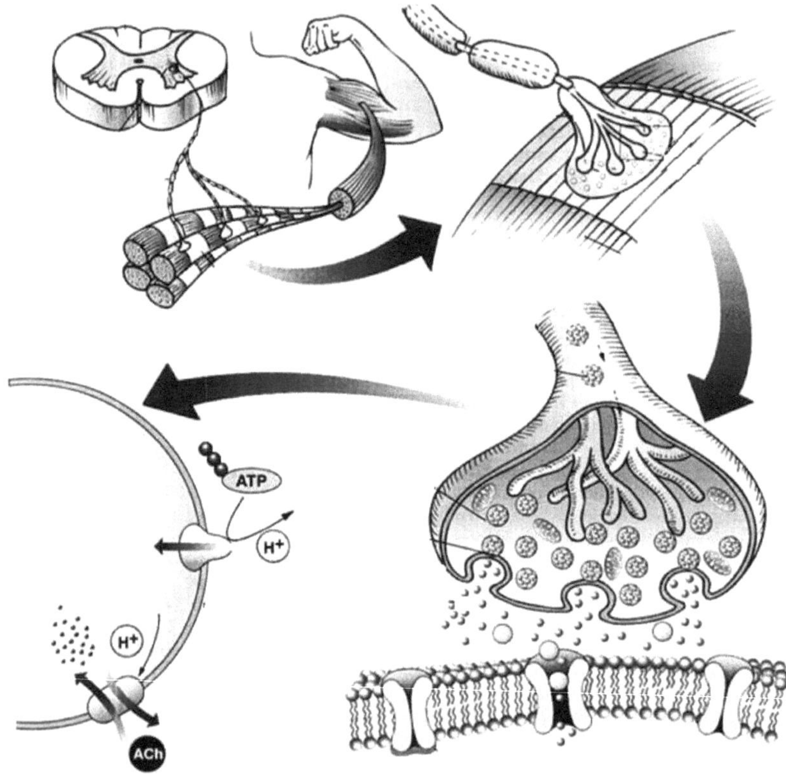

Figura 2. Esquema de la unión neuromuscular: síntesis y liberación de acetilcolina (22).

2.1.5. Fisiopatología: Mecanismos bioquímicos de los PGM.

Las anormalidades motoras y sensoriales de los puntos gatillo miofasciales (MTrPs) no están completamente entendidas. Se cree que los MTrPs resultan de disfunciones en la unión neuromuscular y el tejido conectivo circundante. Los estudios electromiográficos muestran actividad eléctrica espontánea (SEA) en MTrPs, posiblemente causada por una liberación excesiva de acetilcolina (ACh), lo que genera contractura muscular y alta demanda metabólica. Esto podría explicar la presencia de bandas musculares tensas. La "Hipótesis del Punto Gatillo Integrado" sugiere que la contractura sostenida de sarcómeros y la reducción del flujo sanguíneo local causan una crisis energética que perpetúa el dolor. Por otro lado, la "Hipótesis de Cenicienta" propone que fibras musculares pequeñas, activadas durante esfuerzos prolongados, se sobrecargan y contribuyen al desarrollo de MTrPs. Los MTrPs se asocian con la activación de nociceptores, receptores del dolor en músculos y tejidos circundantes. Diversos estímulos químicos liberados durante el daño tisular (como bradicinina, serotonina y ATP) contribuyen al dolor e inflamación, y la liberación persistente de estas sustancias sensibiliza a los nociceptores, aumentando la percepción del dolor. La sensibilización periférica y central es clave en la transición del dolor normal a crónico. La sensibilización periférica ocurre en el sitio de la lesión, mientras que la central se da cuando la entrada prolongada de señales dolorosas induce cambios en el sistema nervioso central, causando hiperalgesia y alodinia (23).

En el Síndrome de Dolor Miofascial (SDM), los MTrPs activos pueden inducir cambios en las neuronas de la médula espinal, expandiendo las áreas de dolor y provocando respuestas exageradas al dolor. Los neurotransmisores como el glutamato y la sustancia P (SP) provocan hiperexcitación neuronal y alteraciones duraderas en el sistema nervioso. Las células gliales también liberan citoquinas inflamatorias que aumentan la sensibilidad neuronal. Estudios de microdiálisis han mostrado que los MTrPs activos tienen niveles elevados de sustancias asociadas con dolor e inflamación en comparación con músculos normales. Técnicas como el "dry needling" pueden reducir estas sustancias, aliviando el dolor y la rigidez (23).

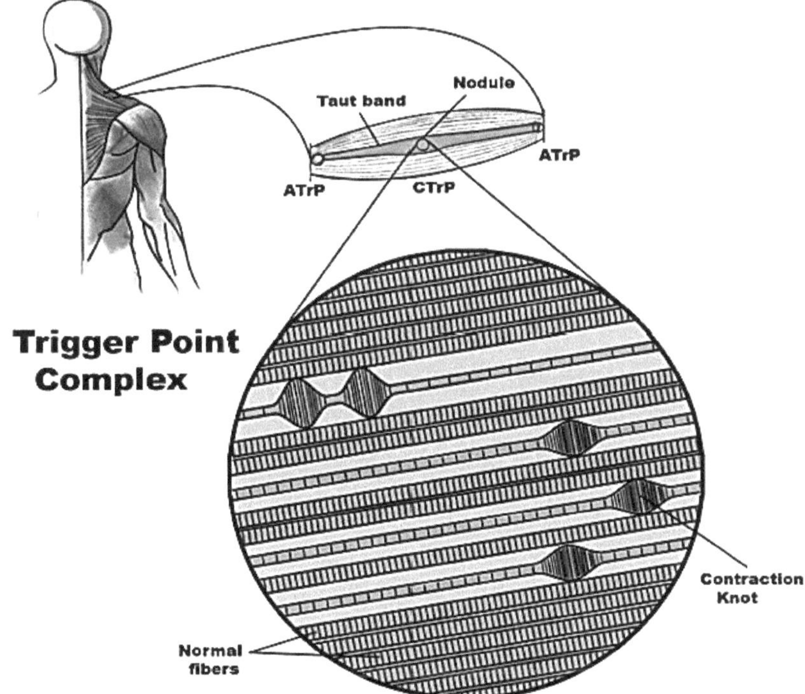

Figura 3. Esquema de un complejo de puntos gatillo (23).

Roles de las sustancias bioquímicas asociadas con dolor e inflamación (23):

- pH: Niveles ácidos en los músculos se asocian con dolor y sensibilidad reducida de los nociceptores. La acidosis activa canales iónicos sensibles al ácido (ASICs) y nociceptores vaniloides, contribuyendo a la hiperalgia.
- Neuropeptidos: La SP sensibiliza nociceptores y provoca respuestas inflamatorias. El péptido relacionado con el gen de la calcitonina (CGRP) modula terminales nociceptores y puede intensificar la respuesta al exceso de ACh.
- Catecolaminas: Niveles elevados de norepinefrina (NE) y serotonina (5-HT) se encuentran en MTrPs activos. 5-HT tiene efectos pro-nociceptivos y NE podría estar relacionado con una mayor actividad simpática en los MTrPs.
- Citoquinas: Elevaciones de TNF-α, IL-1β, IL-6 e IL-8 se asocian con la inflamación y dolor. Estas citoquinas sensibilizan a los nociceptores y tienen efectos dependientes del tiempo y la dosis. Se necesita más investigación para comprender la cascada de citoquinas en el dolor muscular.

Los MTrPs son comunes y complejos en el dolor musculoesquelético no articular y a menudo se encuentran en individuos asintomáticos. Las técnicas microanalíticas permiten estudiar directamente el entorno bioquímico de los MTrPs, revelando elevaciones de sustancias relacionadas con el dolor y la inflamación. La investigación futura debe centrarse en identificar los mecanismos responsables del MPS para desarrollar tratamientos efectivos que aborden estos mecanismos y factores perpetuadores del síndrome.

2.2. Características de los PGM.

A continuación, se presentan las características clínicas clave de los puntos gatillo miofasciales (PGM) que los fisioterapeutas deben reconocer para el diagnóstico del síndrome de puntos gatillo miofascial (SDM) (24):

- Tensión y banda tensa: Los músculos con un PGM se sienten tensos a la palpación, especialmente comparados con el lado opuesto sano. Esta tensión se debe a la presencia de bandas tensas en el músculo afectado. La banda tensa es una característica distintiva del PGM, aunque puede ser difícil de identificar en músculos profundos o con exceso de grasa.
- Focalidad del dolor: Al palpar la banda tensa, se identifica un punto específico que es notablemente doloroso, conocido como PGM. La presión moderada sobre este punto puede provocar una respuesta dolorosa intensa, lo que se conoce como signo del salto. Este signo indica una alta sensibilidad en el PGM, aunque su variabilidad y subjetividad lo hacen menos confiable en estudios, siendo la algometría una herramienta más precisa para medir el umbral de dolor.
- Respuesta de espasmo local: La respuesta de espasmo local (REL) se observa al pinchar el PGM o al realizar una palpación rápida. Consiste en una contracción rápida de las fibras en la banda tensa, mientras el resto del músculo permanece relajado. Aunque es una característica importante, no se considera un criterio diagnóstico esencial debido a su dificultad para obtenerse y a su fiabilidad variable.
- Dolor referido: La presión prolongada sobre un PGM puede causar dolor referido a otras áreas del cuerpo, siguiendo patrones específicos de cada PGM. Aunque estos patrones son consistentes, no son universales y pueden variar. La capacidad de provocar dolor referido es variable y no siempre es un criterio diagnóstico confiable, siendo más efectiva la punción del PGM para inducir dolor referido en comparación con la palpación.
- Rigidez y acortamiento: Los PGM provocan rigidez en reposo y acortamiento del músculo afectado, lo que puede limitar la movilidad articular y causar dolor al estirar el músculo.
- Debilidad y dolor a la contracción: Los músculos con PGM pueden experimentar debilidad sin atrofia, probablemente debido a una inhibición central. Electromiografías muestran que estos músculos se

fatigan más fácilmente y tienen una recuperación más lenta tras el ejercicio. La contracción muscular tiende a ser más dolorosa cuando el músculo está acortado.

- Mecanismo activador: Los PGM pueden ser activados por mecanismos directos (como traumatismos o sobrecargas) o indirectos (como otros PGM, enfermedades viscerales, o estrés). Identificar estos mecanismos puede ayudar en el diagnóstico del SDM.

Estas características clínicas son fundamentales para el diagnóstico y tratamiento de los puntos gatillo miofasciales y pueden variar en presentación entre individuos.

2.3. Tipos de PGM

Los puntos gatillo musculares son zonas hipersensibles dentro de un músculo esquelético que, al ser presionadas, provocan dolor local y a menudo dolor referido en otras áreas del cuerpo. Se clasifican de diversas maneras según su actividad, origen y comportamiento clínico. A continuación, se detallan los principales tipos de puntos gatillo musculares (25, 26).

2.3.1. Según su actividad.

- Puntos gatillo activos: Son la causa directa del dolor. Son aquellos que causan dolor espontáneo y constante, incluso sin presión o estímulo. Estos puntos gatillo son la causa directa del dolor y suelen estar asociados con una disminución en la funcionalidad del músculo afectado. Al presionarlos, reproducen el dolor referido y pueden desencadenar una respuesta de espasmo muscular. Los puntos gatillo activos son los responsables del síndrome de dolor miofascial y pueden causar disfunciones musculares significativas (25, 26).

- Puntos gatillo latentes: Estos no causan dolor a menos que sean estimulados mediante presión o actividad muscular específica. Aunque no son dolorosos al tacto en estado normal, pueden limitar la movilidad y generar debilidad muscular. Los puntos gatillo latentes pueden activarse en situaciones de estrés, sobreuso muscular, lesiones o fatiga, convirtiéndose en puntos gatillo activos. Son los más comunes y pueden permanecer latentes durante largos períodos de tiempo (25, 26).

2.3.2. Según su origen:

- Puntos gatillo primarios: Se desarrollan de manera independiente y no tienen una causa subyacente clara. Están relacionados directamente con el esfuerzo muscular excesivo, sobreuso, posturas inadecuadas o traumatismos. Estos puntos son los que inicialmente desencadenan el dolor muscular y, si no se tratan, pueden contribuir al desarrollo de otros puntos gatillo en músculos vecinos (25, 26).
- Puntos gatillo secundarios: Se originan como resultado de otra afección o disfunción, como atrapamientos nerviosos, radiculopatías (irritación de las raíces nerviosas) o disfunciones articulares. Estos puntos suelen desarrollarse en respuesta a la tensión muscular generada por la afección primaria, y su tratamiento debe incluir la causa subyacente para una recuperación completa (25, 26).

2.3.3. Según su relación con otros puntos gatillo.

- Puntos gatillo satélites: Se desarrollan en áreas cercanas a un punto gatillo primario que ha estado activo por un largo tiempo sin tratamiento adecuado. A medida que el punto gatillo primario permanece activo, puede generar tensión excesiva en músculos cercanos, lo que provoca la aparición de estos puntos gatillo satélites. Es importante tratar tanto los puntos gatillo primarios como los satélites para lograr un alivio completo del dolor (25, 26).
- Puntos gatillo asociados: Estos puntos gatillo se encuentran en músculos que están relacionados funcionalmente o biomecánicamente con el músculo que contiene el punto gatillo primario. Los puntos gatillo asociados pueden desarrollarse en respuesta a la sobrecarga compensatoria de los músculos vecinos al intentar aliviar el dolor o la disfunción del músculo principal afectado (25, 26).

2.3.4. Según el tipo de dolor generado.

- PGM centrales: Se localizan en la zona de placas motoras del músculo, donde las placas motoras disfuncionales provocan una crisis de energía. Esta disfunción genera nodos de contracción, que forman un nódulo dentro de una banda tensa. Estos puntos gatillo centrales se asocian con la sensibilización de los nociceptores locales en el área, generando dolor. Es importante destacar que estos puntos aparecen en la región del músculo donde se encuentran las placas motoras, o puntos motores (25, 26).

- PGM insercionales: Aparecen en las zonas de inserción muscular, donde las fibras musculares se anclan a tendones, aponeurosis o huesos. La tensión aumentada mantenida en estas fibras puede causar entesopatía, con inflamación y sensibilidad aumentada en el área de inserción. Esto puede ser más evidente en músculos que tienen una separación suficiente entre las uniones miotendinosa y tenoperióstica, lo que da lugar a la presencia de dos PG insercionales claramente diferenciados (25, 26).

2.4. Mecanismo de formación de los PGM.

El dolor miofascial puede ser provocado por una variedad de factores que pueden actuar de forma aislada o en combinación. Es esencial comprender estos factores para abordar adecuadamente el dolor y prevenir su persistencia. A continuación, se detallan los principales factores desencadenantes:

2.4.1. Factores desencadenantes.

- Trauma Agudo: Después de un trauma significativo, como un accidente o lesión, el dolor miofascial puede aparecer si el dolor persiste más allá de la fase aguda de la recuperación. En circunstancias normales, el dolor debería disminuir a medida que el tejido se cura. Sin embargo, cuando persiste, es importante considerar la posibilidad de un dolor miofascial, caracterizado por puntos gatillo en los músculos afectados (27).
- Anormalidades Posturales: Las posturas mantenidas durante actividades diarias, como leer, escribir o realizar tareas laborales, pueden inducir estrés muscular. Las malas posturas durante estas actividades pueden causar tensión en los músculos y activar puntos gatillo. La acumulación de tensión en ciertas posiciones posturales puede llevar a la formación de bandas tensas en los músculos, que a su vez pueden desencadenar dolor miofascial (27).
- Factores Mecánicos: Las alteraciones esqueléticas, como desviaciones en la columna o problemas en las articulaciones, pueden provocar cambios en los músculos que intentan compensar estas anormalidades. Por ejemplo, una mala alineación de la columna puede resultar en tensión adicional en los músculos del cuello y la espalda, lo que puede activar puntos gatillo y causar dolor (27).

- Accidentes de Tráfico: Las personas involucradas en accidentes de vehículos motorizados a menudo sufren de dolor miofascial debido a las lesiones traumáticas y la tensión que experimentan durante el impacto (28).

2.4.2. Áreas comunes de afectación.

- Cabeza, Cuello, Hombros, Caderas y Región Lumbar: Estas áreas son frecuentemente afectadas por dolor miofascial debido a que los músculos en estas regiones están constantemente trabajando contra la gravedad o realizando movimientos repetitivos. Los músculos que mantienen la postura o participan en actividades diarias repetitivas están en riesgo de desarrollar puntos gatillo (28).

2.4.3. Factores psicológicos.

- Estrés y Depresión: El estrés prolongado y la depresión pueden afectar los músculos al provocar tensiones prolongadas. Estas condiciones pueden desencadenar puntos gatillo y dolor miofascial al alterar la forma en que el cuerpo maneja el estrés y la tensión (26).
- Alteraciones del Sueño: La falta de sueño reparador puede impedir la relajación adecuada de los músculos, causando que permanezcan en un estado de tensión continua. Esto puede llevar a la formación de puntos gatillo y dolor miofascial, así como a la hiperirritabilidad muscular (26).

2.4.4. Factores nutricionales y endocrinos.

- Deficiencias Nutricionales: Las deficiencias en vitaminas esenciales, como B1, B12, C y ácido fólico, y minerales como calcio, potasio, hierro y magnesio pueden contribuir al desarrollo de puntos gatillo. La falta de estos nutrientes esenciales puede afectar la salud muscular y predisponer a la formación de puntos gatillo (26).
- Alteraciones Endocrinas: Problemas en el metabolismo del tiroides u otras disfunciones endocrinas pueden afectar la función muscular y contribuir al dolor miofascial. Las alteraciones hormonales pueden influir en la manera en que los músculos responden al estrés y a las tensiones, exacerbando el dolor miofascial (26).

2.4.5. Degenerativos

Con la edad, debido al envejecimiento los tejidos musculares pueden perder elasticidad y flexibilidad, haciendo que los músculos sean más propensos a desarrollar PGM. La degeneración estructural relacionada con la edad también puede contribuir a la formación de estos puntos (28).

2.4.6. Compresión de una raíz nerviosa.

La compresión o irritación de una raíz nerviosa puede causar sensibilización del segmento espinal correspondiente y llevar al desarrollo de PGM en los músculos inervados por esa raíz nerviosa. Esto puede ocurrir debido a hernias de disco, estenosis espinal u otras condiciones neurológicas (28).

2.4.7. Desbalance muscular crónico.

La falta de actividad física puede llevar al debilitamiento de los músculos dinámicos, haciéndolos más propensos a desarrollar PGM. La inactividad también puede contribuir a una mala postura y a desbalances musculares. Por otro lado, los músculos que están inactivos o no se utilizan de manera adecuada pueden volverse débiles y menos eficientes, lo que puede llevar a la compensación por parte de otros músculos y la formación de PGM. En cambio, si los músculos que trabajan para mantener la postura se vuelven excesivamente tensos y rígidos, especialmente si están sometidos a estrés continuo o a malas posturas, contribuye a la formación de PGM (28).

Los factores desencadenantes del dolor miofascial pueden convertirse también en factores mantenidos en el tiempo si no se abordan adecuadamente. La identificación precisa y la corrección de estos factores son fundamentales para el manejo efectivo del dolor miofascial y para evitar su recurrencia. Abordar no solo el dolor actual, sino también las causas subyacentes, puede ayudar a eliminar el dolor y prevenir su retorno.

Factores de mantenimiento
Edad avanzada
Postura (inclusive en el trabajo)
Obesidad
Anorexia
Tejido cicatricial (posquirúrgico)
Deportes, ocio, hábitos
Patrones de estrés y tensión
Trastornos metabólicos
Enfermedad o trastorno
Deficiencias vitamínicas
Anomalías (óseas) congénitas
Tipo de fibra muscular
Dirección / orientación de las fibras musculares
Forma / morfología del músculo (fusiforme, etc)
Factores psicológicos
Cronicidad de los puntos gatillo

Tabla 1. Resumen de los factores de mantenimiento en puntos PGM (29).

2.5. Síntomas y hallazgos físicos de los PGM.

Para entender el origen del dolor miofascial, es fundamental conocer dos conceptos clave, la tensión muscular y los "puntos gatillo" (trigger points). La tensión muscular surge de la combinación de dos factores diferentes, el tono viscoelástico y la actividad contráctil. El tono viscoelástico puede dividirse en rigidez viscoelástica y rigidez elástica. La rigidez elástica está relacionada con el movimiento, mientras que la viscoelástica depende de la velocidad (25).

La actividad contráctil se clasifica en tres tipos estas son contractura, espasmo electrogénico (de origen patológico) y rigidez electrogénica. La contractura no genera actividad electromiográfica y se origina dentro de las fibras musculares. El espasmo electrogénico es una contracción muscular patológica e involuntaria que se inicia en las motoneuronas alfa y en la placa motora. Por su parte, la rigidez electrogénica se refiere a la tensión muscular que resulta de la contracción en personas que no se encuentran relajadas (25).

Los PG activos causan dolor que el paciente puede identificar al ser presionado, mientras que los PG latentes pueden aumentar la tensión muscular y provocar acortamiento sin dolor espontáneo. Ambos tipos de PG pueden generar una significativa disfunción motora. Los PG activos pueden inducir PG satélites en otros músculos, y al tratar el PG clave, el satélite a menudo también se inactiva. Los PG se activan comúnmente por sobrecarga muscular, ya sea aguda, mantenida o repetitiva, o por mantener el músculo en una posición acortada. También pueden ser activados por compresión nerviosa, alterando la comunicación entre neuronas y placas motoras (6, 30).

Los pacientes con PG activos suelen experimentar dolor difuso en músculos y articulaciones, y el dolor puede irradiarse a una distancia del PG. El dolor se refiere en patrones específicos de cada músculo y, a veces, se presenta como insensibilidad o parestesia. Además del dolor, los PG pueden causar alteraciones en funciones autonómicas como sudoración excesiva y problemas de equilibrio, así como debilidad y espasmo muscular. Estas disfunciones pueden llevar a una disminución en la capacidad funcional y coordinación motora (31, 32).

El dolor asociado a los PG puede interrumpir el sueño, intensificando la sensibilidad al dolor al día siguiente. Mantener el músculo en una posición acortada o bajo presión durante el sueño puede aumentar el dolor y afectar la calidad del descanso (33).

En cuanto a los hallazgos físicos en un músculo afectado por un PG, el dolor se incrementa con el estiramiento, y también se observa una disminución en la fuerza y resistencia muscular. Los PG se identifican como nódulos dolorosos en bandas tensas palpables dentro de los músculos. Cuanto más activos sean los PG, más severa será la restricción en la amplitud de movimiento y el aumento de la tensión muscular (6, 30).

Al palpar un músculo superficial, se puede detectar un nódulo en la banda tensa, que se extiende desde el nódulo hasta las inserciones musculares. Este signo puede reducirse o desaparecer tras la inactivación efectiva del PG. La palpación revela un nódulo extremadamente sensible dentro de la banda tensa. La respuesta al dolor puede variar con pequeños cambios en la presión aplicada. Para su reconocimiento aplicar presión sobre un PG puede provocar un patrón de dolor referido que el paciente puede reconocer como familiar, indicando que el PG es activo. Esto es crucial para el diagnóstico. Además del dolor proyectado, los PG pueden causar hipersensibilidad a la presión y disestesias (34).

La palpación súbita de un PG a menudo provoca un espasmo transitorio en las fibras musculares. Este espasmo puede ser similar al causado por la inserción de una aguja. Los PG activos reducen la amplitud del movimiento pasivo debido al dolor. Esta limitación es más pronunciada con el estiramiento pasivo que con el movimiento activo del músculo. La amplitud de movilidad suele recuperarse una vez que el PG es inactivado (35, 36).

Al contraer un músculo con un PG activo contra una resistencia fija, el dolor se intensifica, especialmente si el músculo está en una posición acortada. Los músculos con PG activos suelen mostrar debilidad variable entre individuos y músculos (35, 36).

Los estudios electromiográficos (EMG) muestran que estos músculos se fatigan más rápido y se agotan antes que los músculos normales, a menudo debido a inhibición refleja provocada por el PG (37).

Síntomas de cambios autonómicos
Hipersalivación: aumento de la saliva. Epilora: rebosamiento anormal de lágrimas que corren por las mejillas Conjuntivitis: enrojecimiento ocular Ptosis: calda de parpados Visión borrosa Aumento de la secreción nasal. Piel de gallina

Tabla 2. Resumen de síntomas de cambios autonómicos (29).

Hallazgos físicos
Nódulos pequeños del tamaño de una cabeza de alfiler. Nódulos del tamaño de un guisante Bultos grandes. Varios bultos grandes uno al lado del otro. Puntos blandos sumergidos en bandas tensas de músculo semiduro que se palpan como una cuerda. Bandas tipo cuerda dispuestas una al lado de la otra como espaguetis parcialmente cocinados. La piel por encima de un punto gatillo a menudo es levemente mis caliente que la piel circundante debido al aumento de la actividad metabólica/autónoma.

Tabla 3. Resumen de hallazgos físicos (29).

3. EVALUACIÓN Y DIAGNÓSTICO.

3.1. Dolor referido y sensibilidad.

El dolor referido y la hipersensibilidad son clave para identificar los músculos responsables del síndrome de dolor miofascial. Los pacientes a menudo no son conscientes del punto gatillo (PG) en el músculo que causa el dolor, ya que este suele sentirse en zonas alejadas del PG. Los patrones de dolor referidos son predecibles y ayudan a localizar el músculo afectado. El dolor miofascial es profundo y continuo, aunque puede presentarse como escozor o punzadas agudas. Los patrones de dolor referidos por los PG suelen dirigirse hacia la periferia del cuerpo en el 85% de los casos, mientras que solo el 10% de los patrones son locales. Los patrones son útiles para localizar el PG, pero basarse únicamente en la ubicación del dolor señalado por el paciente puede llevar a errores en la mayoría de los casos. Para una correcta evaluación, se recomienda utilizar gráficos de puntos gatillo. Además, cuando los PG están más activos, el dolor se extiende más y es más intenso (38).

En los dibujos de dolor, las zonas rojas sólidas representan las áreas de dolor esenciales, mientras que las zonas punteadas muestran áreas de dolor menos comunes. Una X negra o blanca indica la ubicación frecuente de un PG, aunque pueden encontrarse en cualquier parte del músculo afectado (6, 38).

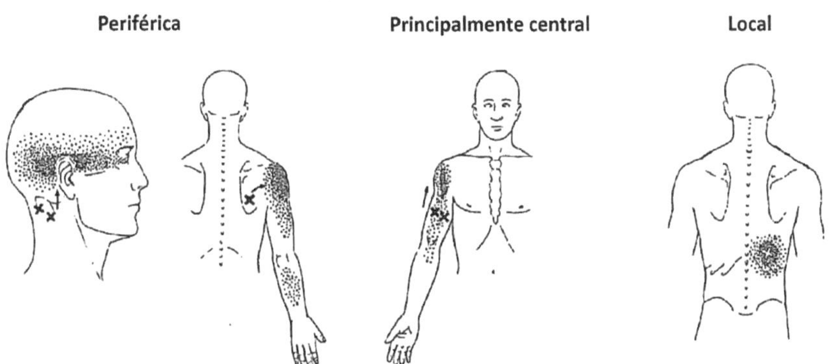

Figura 4. Direcciones en los que los PGM pueden producir dolor (6).

El dibujo del patrón de dolor es una herramienta útil para localizar los puntos gatillo (PG) responsables del dolor miofascial, ya que las descripciones verbales de los pacientes suelen ser imprecisas. Se utilizan siluetas corporales en blanco para que el paciente o el clínico dibujen las zonas de dolor, mejorando la comunicación y la precisión del diagnóstico. Este registro gráfico es esencial para comparar los patrones de dolor del paciente con los patrones conocidos de músculos individuales (6, 38).

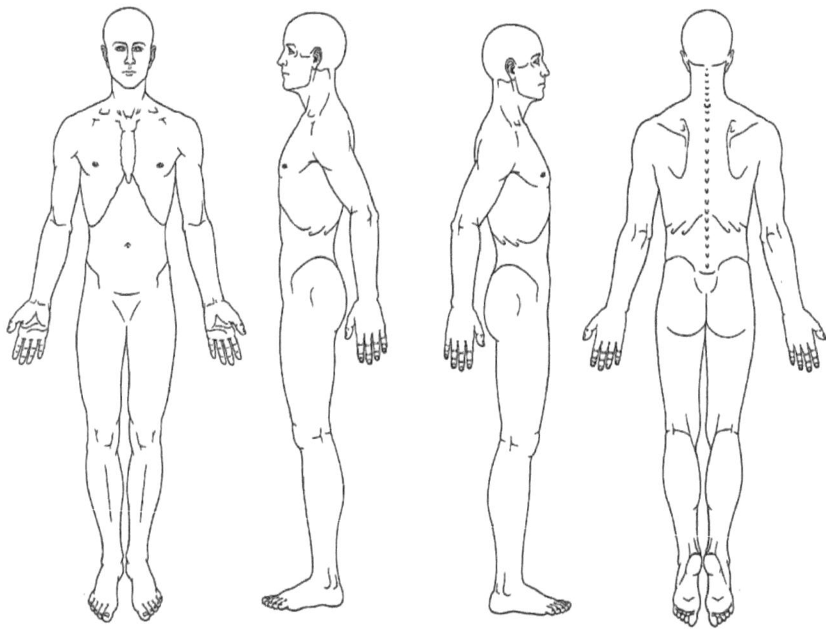

Figura 5. Silueta corporal vista en frontal, lateral izquierdo y derecho, así como posterior para marcación del área dolorosa o PGM (6).

El proceso consiste en pedir al paciente que señale el área dolorosa y que el clínico lo dibuje en la silueta. El paciente luego revisa el dibujo para hacerlo más exacto. Las zonas de dolor más intenso se marcan con rojo sólido, mientras que las zonas de dolor menos frecuente o menos intenso se puntean. Para el entumecimiento o el hormigueo se pueden usar otros colores. Los puntos gatillo se marcan con una X, y después del tratamiento se puede marcar dónde se aplicó (6, 38).

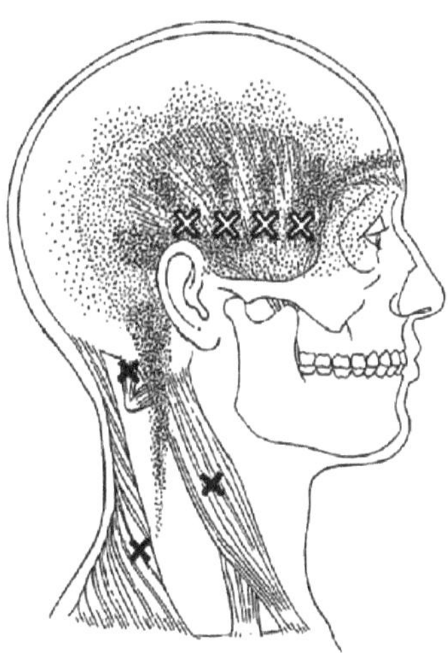

Figura 6. Patrón de dolor en cefalea tensional común, causado por la superposición de los patrones referido (puntos) de PGM en temporal (x blanca), suboccipitales (x negra superior), ECOM (x negra media), y trapecio superior (x negra inferior) (6).

Registrar estos detalles ayuda a monitorear la evolución del dolor y brinda una visión más clara del origen del problema. Además, comparar el patrón del paciente con gráficos de puntos gatillo ayuda a confirmar que su dolor es real y compartido por otros pacientes. Esto refuerza la confianza del paciente y mejora la relación con el clínico. La interpretación de los patrones de dolor iniciales es clave para determinar si el dolor proviene de un punto gatillo (PG) miofascial de un solo músculo o de varios patrones superpuestos. Los patrones miofasciales rara vez son simétricos y su extensión puede aumentar con la actividad del PG. Cuando varios músculos refieren dolor a la misma zona, esta puede ser más dolorosa e hiperestésica. Para un tratamiento exitoso, es importante inactivar todos los PG involucrados (6, 38).

La historia clínica debe incluir la evolución del patrón de dolor, ya que un patrón estable sugiere una resolución más rápida con el tratamiento adecuado. Si el dolor se ha extendido a varios músculos, es fundamental eliminar los factores perpetuantes para un alivio duradero. En visitas de seguimiento, el éxito del tratamiento se mide comparando los patrones de dolor previos con los actuales. Si el paciente experimenta el mismo dolor después del tratamiento, es posible que haya factores perpetuantes no resueltos. Si se observa una mejoría parcial, el dolor podría haber cambiado de localización, revelando otros PG activos que deben ser tratados. Llevar un registro detallado de los patrones de dolor es crucial para medir el progreso y ajustar el tratamiento (6, 38).

3.2. Historia clínica.

La evaluación inicial del historial y los registros del paciente. Antes de la primera consulta, se le solicita al paciente que proporcione una línea de tiempo de los eventos importantes de su vida. La cronología debe incluir (39, 40, 41, 42).

- La cronología de los eventos de la vida del paciente debe incluir fechas y lugares de residencia, estudios, matrimonios, hijos vivos (edades y lugares donde residen), actividades deportivas, viajes y ocupaciones (tipo de trabajo, lugar y empleador).
- La cronología de los antecedentes médicos debe incluir enfermedades, infecciones, accidentes (fracturas, caídas, etc.), cirugías, procedimientos dentales, embarazos y abortos, alergias (pruebas y desensibilización) y vacunaciones. Es común que el paciente omita algún accidente importante si no hubo fractura, pero un interrogatorio más detallado puede revelar la historia completa.
- El paciente suele estar informado sobre sus alergias respiratorias, pero se debe prestar especial atención a descubrir alergias alimentarias y los alimentos que provocan síntomas. Los puntos gatillo miofasciales se agravan por altos niveles de histamina y alergias activas. Marcar la piel para determinar la presencia de dermografismo es una manera sencilla de identificar niveles elevados de histamina. En el caso de las alergias respiratorias, es útil reducir la exposición mediante purificadores de aire electrostáticos. Sin embargo, la simple posesión de uno puede no ser suficiente. Una paciente informó que lo usaba todas las noches, pero al profundizar un poco más, reveló que también mantenía las ventanas abiertas durante toda la noche, lo que permitía la entrada de polen, neutralizando la eficacia del purificador.
- La lista de medicamentos debe incluir todos los fármacos actuales, incluidos los suplementos vitamínicos y minerales. Se debe pedir al paciente que traiga consigo un envase de cada medicamento para confirmar la dosificación exacta de los medicamentos recetados, los de venta libre, y los suplementos nutricionales. También es fundamental hacer una lista de los medicamentos tomados anteriormente, que hayan

causado efectos secundarios o que no hayan sido efectivos para aliviar el dolor.

Se debe solicitar al paciente que, antes de la consulta, envíe una copia de todos los registros médicos disponibles y solicite todos los informes pendientes de sus médicos anteriores, especialmente los informes de consultas ortopédicas o neurológicas. Estos documentos deben revisarse cuidadosamente antes de la primera visita.

3.3. Entrevista con el paciente

Durante la elaboración de la historia clínica, se debe garantizar la comodidad del paciente, enseñándole principios de una buena postura corporal. Si es necesario, se puede proporcionar un reposapiés para pacientes cuyas piernas no alcancen bien el suelo, si los codos no llegan a los apoyabrazos de la silla, estos deben elevarse, también se puede utilizar un cojín para corregir la inclinación del cuerpo causada por una asimetría pélvica. Colocar una pequeña almohada en el hueco lumbar ayuda a mantener una postura correcta sin esfuerzo, lo que facilita que el paciente se siente erguido, en lugar de encorvarse hacia adelante (39, 40, 41, 42).

Los pacientes suelen sorprenderse al descubrir el alivio inmediato que pueden sentir al reducir la tensión muscular provocada por estos factores mecánicos. Este alivio les ayuda a comprender el impacto significativo que estos factores tienen en su dolor. Para protegerse del frío, se puede proporcionar al paciente una toalla o bufanda para cubrir los hombros. Si sus manos o pies están fríos, aplicar calor seco en el abdomen ayuda a calentar el núcleo central del cuerpo y a mejorar la circulación sanguínea hacia las extremidades. A menudo, correcciones posturales y ambientales precisas permiten al paciente tolerar una consulta prolongada de 30 o 45 minutos, sin molestias adicionales (39, 40, 41, 42).

Es fundamental establecer una empatía con el paciente para comprender adecuadamente su historia clínica. La empatía implica ponerse en el lugar del paciente y entender objetivamente los problemas de su vida, incluyendo su trabajo, relaciones personales y tensiones emocionales. Sin embargo, es importante no identificarse emocionalmente con el paciente, ya que esto puede afectar negativamente la relación médico-paciente y dañar la salud mental del médico (39, 40, 41, 42).

Si el dolor es constante y afecta a múltiples áreas, el paciente puede decir "me duele todo", o concentrarse en la zona de mayor dolor, omitiendo mencionar otras áreas hasta que el dolor principal haya sido aliviado. Es esencial aprender a discriminar las zonas de dolor real. Por ejemplo, una paciente describió dolor en su "ATM", pero al señalar la ubicación, colocó el dedo en la apófisis mastoides, detrás del oído, y nunca había tenido dolor en la articulación temporomandibular. Una breve revisión de los principales sistemas corporales asegura que no se haya pasado por alto ningún problema significativo. Al revisar el sistema gastrointestinal, se debe preguntar por antecedentes de diarrea, estreñimiento, náuseas, acidez, dolor abdominal, hemorroides, y sangre en las heces, entre otros. Pacientes con bajos niveles de folato suelen experimentar diarreas intermitentes con evacuaciones explosivas. El estreñimiento a menudo se relaciona con hipotiroidismo o deficiencia de vitamina B1. Si los pacientes informan que duermen mal, es importante indagar si tienen dificultad para conciliar el sueño, si se despiertan frecuentemente durante la noche, o si se levantan muy temprano y no pueden volver a dormir. También se debe investigar la causa de la interrupción del sueño, como una infección crónica del tracto urinario o un problema prostático (39, 40, 41, 42).

3.4. Examen físico del paciente.

Se analiza las disfunciones y fenómenos asociados a los puntos gatillo. Se asume que el clínico ha revisado la historia médica completa del paciente y realizado una exploración neurológica detallada para distinguir entre síntomas neurológicos y miofasciales. Aquí se diferencian los efectos primarios, derivados de la fisiología del PGM, y los efectos secundarios, inducidos por su actividad. Es crucial entender que cada paciente es único y no existe una solución universal para el dolor musculoesquelético (43, 44).

Es fundamental observar la postura y los movimientos del paciente mientras camina, se sienta o realiza tareas cotidianas. Los pacientes con PGM activos tienden a moverse lentamente, evitando movimientos que puedan causar dolor muscular. Observaciones clave incluyen, el uso simétrico de brazos y manos, rotaciones corporales y movimientos de estiramiento espontáneos. Estas señales pueden indicar qué músculos están afectados. La limitación de la movilidad es un efecto directo de la tensión muscular aumentada causada por los PGM, y se incrementa por el dolor procedente de nociceptores sensibilizados. La debilidad refleja puede surgir por la inhibición inducida por los PGM, afectando tanto el músculo afectado como otros relacionados. Algunos pacientes presentan mala coordinación muscular, lo que complica el tratamiento, mientras que los atletas pueden recuperar la funcionalidad rápidamente con tratamiento adecuado. Un músculo con PG activos está funcionalmente acortado y debilitado. Intentar estirarlo causa dolor antes de alcanzar la amplitud normal. Esta restricción dolorosa puede identificarse con pruebas de movilidad globales. Además, los PGM latentes, comunes en personas mayores, limitan el movimiento sin dolor evidente, pero pueden ser tratados eficazmente con terapia miofascial y estiramientos (43, 44).

Es importante no asumir que la debilidad muscular solo necesita ejercicios de fortalecimiento. La debilidad inducida por los PGM puede detectarse mediante pruebas de fuerza estática y dinámica. Las pruebas estáticas dependen del control cortical, mientras que las dinámicas monitorean tareas funcionales que requieren coordinación, controladas por el cerebelo. En casos de debilidad, el tratamiento implica la inactivación de los PG responsables y la reeducación motora del paciente. La sensibilidad dolorosa referida está estrechamente relacionada con el dolor referido desde una perspectiva neurofisiológica. La investigación sugiere que, al estimular el PGM, se puede provocar dolor tanto en el sitio del PGM como en áreas alejadas de este, llamadas zonas de referencia. Un estudio clave observó que, al aplicar presión en PGM activos, no solo se producía dolor local y referido, sino que los umbrales de dolor en las zonas cutánea, subcutánea e intramuscular disminuían significativamente tanto en el área del PGM como en la zona de referencia del dolor. Esto sugiere que los PGM, activos o latentes, pueden reducir los umbrales del dolor, siendo más marcados en los PG activos (43, 44).

La sensibilidad en las zonas de referencia parece correlacionarse con la irritabilidad de los PG, lo que implica una interacción entre estos puntos y las áreas circundantes. Además, otros estudios han corroborado estos hallazgos, destacando que el dolor referido y la hipersensibilidad a la estimulación son comunes en múltiples capas de tejido, lo que contribuye a la complejidad del dolor asociado con los PG. Es crucial diferenciar este fenómeno de otros tipos de hipersensibilidad como la entesopatía, que se limita a zonas de inserción muscular, mientras que el dolor por puntos gatillo se distribuye más difusamente (43, 44).

3.5. Diagnosticar un PGM.

Los criterios para diagnosticar el síndrome de dolor miofascial varían entre investigaciones, pero los más comunes son (39, 45):

- La presencia de un nódulo doloroso en una banda muscular tensa y palpable.
- La reproducción del dolor al presionar el punto gatillo miofascial. El síndrome de dolor miofascial a menudo se confunde con la fibromialgia.

Según los criterios de 1990 del Colegio Americano de Reumatología (ACR, por sus siglas en inglés), la fibromialgia se diagnostica con base en (25 46, 47):

- Dolor crónico generalizado por encima y por debajo de la cintura, con más de tres meses de duración.
- La presencia de 11 de 18 puntos dolorosos establecidos. Recientemente, se han publicado los criterios de 2010 de la misma institución. Con frecuencia, los pacientes con fibromialgia presentan puntos gatillo miofasciales secundarios. Sin embargo, existe una distinción clínica clara entre ambas condiciones, lo que es crucial, ya que los tratamientos son diferentes.

3.5.1. Exploración de los PGM.

La identificación precisa de los PGM es clave para diagnosticar y tratar el dolor miofascial. A continuación, se describe cómo realizar la exploración de los PGM y los criterios diagnósticos asociados (6, 44, 48).

El primer paso es identificar qué músculos explorar basándose en las limitaciones de la amplitud de movimiento y los patrones de dolor referido del paciente. El examinador puede resistir un movimiento para contraer el músculo sospechoso y palparlo para confirmar su localización. Es fundamental que el paciente esté en una posición cómoda y relajada, en un ambiente de temperatura agradable. El músculo debe estar completamente relajado, ya que, si está tenso, será difícil distinguir las bandas tensas asociadas a los PG de las fibras musculares normales (6, 48).

La palpación cuidadosa es clave para localizar las bandas tensas y los nódulos asociados a los PG. Existen tres técnicas principales de palpación (6, 44, 48):

- Palpación plana: Es usada para músculos superficiales, donde se palpa perpendicularmente a las fibras musculares. Es una técnica que se utiliza para explorar músculos que solo son accesibles desde un lado, como el infraespinoso. Este método permite detectar las bandas tensas dentro del músculo a través del movimiento de la piel y la percepción de cambios en las fibras musculares. A continuación, se describe el procedimiento utilizado en la figura que aparece a continuación:
  Iniciar la palpación (Figura A), el examinador empuja la piel hacia un lado, de manera que se moviliza sobre el músculo que se va a examinar. Esta movilización inicial de la piel facilita el acceso a las fibras musculares subyacentes. Deslizar la punta del dedo (Figura B), con la piel desplazada, la punta del dedo se desliza transversalmente a las fibras musculares, permitiendo detectar las bandas tensas. Estas bandas se sienten como estructuras cordales que ruedan bajo el dedo. La textura de estas bandas tensas es más firme que la de las fibras musculares normales. Finalizar el movimiento (Figura C), al finalizar el deslizamiento a través de las fibras musculares, la piel se empuja hacia el otro lado, completando así el recorrido de la palpación. Esta maniobra no solo permite identificar las bandas tensas, sino que también localiza el punto donde se concentra el mayor dolor a la presión, correspondiente al punto gatillo. Cuando esta técnica se realiza con más vigor y rapidez, se conoce como palpación súbita, que puede intensificar la percepción de las bandas tensas y su diagnóstico.
- Palpación de pinza: Se utiliza cuando el músculo puede ser agarrado entre los dedos, como el esternocleidomastoideo. A continuación, se describe el procedimiento utilizado en la figura que aparece a continuación: Palpación de pinza (Figura A), las fibras musculares del músculo en cuestión son sujetadas entre el pulgar y los dedos trifalángicos, formando una pinza que permite captar la tensión dentro del músculo. La banda tensa y el punto gatillo están en esta área. Percepción de la banda tensa (Figura B), al presionar y dejar rodar las fibras musculares entre los dedos, se siente la dureza de la banda tensa. El cambio de ángulo de las falanges distales crea un movimiento de balanceo que mejora la sensibilidad y discriminación, ayudando a detectar la textura rígida de la banda tensa y cualquier detalle fino. Escaparse de los dedos (Figura C), el borde palpable de la banda tensa se define cuando escapa de entre las puntas de los dedos, lo que a menudo

puede provocar una respuesta de espasmo local. Este fenómeno es característico de los puntos gatillo activos.

- Palpación profunda: Para músculos profundos donde las técnicas anteriores no son factibles.

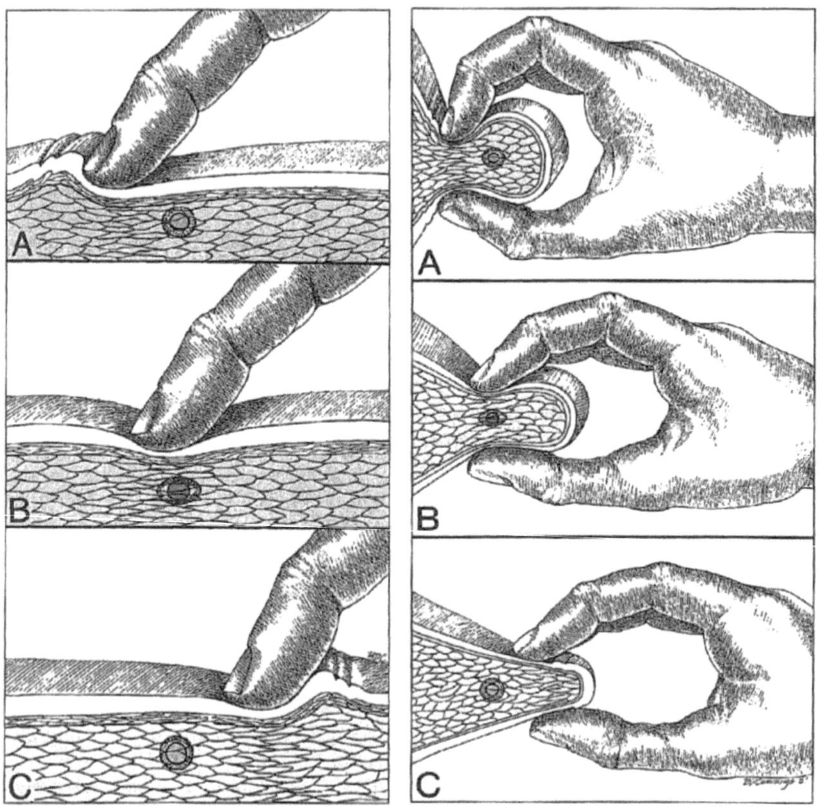

Figura 7. La imagen de la izquierda muestra la palpación plana de una banda tensa y su PGM. En la imagen de la derecha encontramos una palpación de pinza de una banda tensa a la altura de un PGM (6).

Las uñas del examinador deben estar cortas para evitar causar dolor innecesario al paciente, lo que podría interferir con la correcta identificación de los PGM. Las uñas largas pueden hacer que el dolor cutáneo se confunda con el dolor real del PG (6, 44, 48).

Aunque se ha sugerido el uso de dermómetros (para medir la conductancia de la piel) como herramienta para detectar PGM, estos dispositivos no son lo suficientemente fiables. Se necesitarían estudios adicionales para evaluar su eficacia y fiabilidad. La característica más confiable para diagnosticar un PGM es la presencia de dolor exquisito a la palpación de un nódulo en una banda tensa palpable del músculo. Si la presión sobre este nódulo reproduce el dolor característico del paciente, el PGM se considera activo. Otros indicadores, como la limitación en la amplitud de movimiento y la respuesta de espasmo local, también apoyan el diagnóstico (6, 44, 48).

Los PGM pueden ser difíciles de detectar, especialmente en músculos profundos, y la presión excesiva puede desencadenar una respuesta exagerada en el paciente, conocida como el "signo del salto". Para obtener una evaluación cuantitativa del dolor a la presión, se puede utilizar un algómetro (6, 44, 48).

3.5.2. Exploraciones complementarias: técnicas de imagen.

Actualmente, no hay pruebas de laboratorio ni técnicas de imagen ampliamente aceptadas para diagnosticar los puntos gatillo (PG). El diagnóstico del síndrome de dolor miofascial sigue siendo predominantemente clínico, aunque recientemente se han desarrollado herramientas que ayudan a confirmar la presencia de PG, siendo la electromiografía de aguja y la ecografía especialmente prometedores para su uso clínico.

- La electromiografía de aguja: Fue inicialmente explorada en 1957 y más tarde se descubrió que detectaba actividad electromiográfica específica para PG miofasciales. Estudios en animales y humanos han confirmado la presencia de actividad característica, como "ruido" de placa motora y espigas de alto voltaje, que son indicativos, aunque no exclusivos, de PG. La electromiografía de superficie muestra cómo los PG afectan la función muscular normal, aumentando la reactividad, retrasando la relajación y causando mayor fatiga. Investigaciones recientes han usado análisis computarizados para estudiar cómo los PG influyen en la actividad muscular, revelando que pueden afectar la función motora local y en músculos relacionados a través del sistema nervioso central. Se ha observado que los PG pueden causar espasmos en músculos referidos y que algunos músculos tienden a desarrollar PG en respuesta a espasmos en otros músculos. Esto sugiere una compleja interacción entre músculos afectados por PG y su influencia en la actividad de otros músculos. Además, la presencia de PG puede inducir una reacción motora anormal en músculos cercanos. Por último, la capacidad de los PG para provocar inhibición en la función muscular puede alterar significativamente el desempeño normal de los músculos, y la restauración de patrones normales puede requerir reeducación del músculo afectado. Estos fenómenos sugieren que la disfunción motora provocada por los PG es tan compleja como la disfunción sensorial y merece una investigación más profunda (23, 36, 49).

- La ecografía: Fue primero utilizada por Michael Margolis para visualizar la respuesta de los PG. Esta técnica puede complementar los registros electromiográficos y tiene potencial para ser una herramienta diagnóstica efectiva para los PG, aunque su aplicación requiere habilidad en la palpación o la inserción de una aguja en el PG para provocar la respuesta esperada. El uso de un transductor de 12.5 MHz sobre una banda muscular ha mostrado una zona hipoecoica focalizada de 0.16 ± 0.11 cm^2, que se ha identificado previamente como un punto gatillo miofascial. Esta zona no aparece en el tejido muscular sano ni alrededor de otros puntos gatillo. Otro estudio realizado con un transductor de 7-12 MHz en el recto anterior también reveló cambios en la ecogenicidad en áreas previamente asociadas con puntos gatillo miofasciales. Al utilizar un ultrasonido con transductor de 5 a 12 MHz, se observó una mayor frecuencia de respuesta contráctil local al estimular un punto gatillo, en comparación con la observación clínica. Esta contracción se relacionó con una mejor respuesta al tratamiento. Sin embargo, en este estudio no se encontraron anomalías en las imágenes que se correspondieran con los puntos gatillo miofasciales, algo que también ocurrió en otro estudio con pocos pacientes. El costo de los equipos de ultrasonografía ha disminuido considerablemente, mientras que la calidad de las imágenes ha mejorado. En nuestro centro, hemos encontrado zonas hipoecoicas con características similares a las descritas por otros autores que se correlacionan clínicamente con puntos gatillo miofasciales. Sin embargo, al interpretar estos estudios es importante considerar variables como las características del equipo, el transductor, la capacitación del operador, el tiempo de evolución del paciente y el uso previo de infiltraciones (50, 51, 52, 53).
- Elastografía, ultrasonido y resonancia magnética: El uso de técnicas de imagen como la elastografía, el ultrasonido y la resonancia magnética ha permitido una evaluación más precisa de los puntos gatillo miofasciales (PGM). Estas herramientas ayudan a identificar cambios estructurales y funcionales en el tejido muscular que no siempre son evidentes mediante la exploración física tradicional.

- La elastografía se ha mostrado eficaz para detectar un aumento en la rigidez muscular en las áreas afectadas por PGM. Tanto la elastografía por ultrasonido como la elastografía por resonancia magnética pueden identificar y cuantificar las bandas tensas características de los PGM, diferenciándolas del tejido sano. Estas técnicas permiten una evaluación no invasiva y detallada de los cambios en la elasticidad del músculo, lo que facilita el diagnóstico y seguimiento de los pacientes (54, 55, 56).
- El ultrasonido es otra herramienta clave en la evaluación de PGM, especialmente para detectar alteraciones en la estructura y ecogenicidad del tejido muscular. Las imágenes por ultrasonido permiten observar diferencias en la textura del músculo, como áreas hiperecogénicas, que corresponden a las zonas donde se encuentran los PGM. Además, su capacidad para visualizar el tejido en tiempo real lo hace útil para guiar intervenciones terapéuticas (57, 58, 59).
- Por otro lado, la resonancia magnética (RM) ofrece una visión más profunda y detallada de los músculos afectados por los PGM. Permite identificar no solo los cambios estructurales en el músculo, sino también evaluar el tejido circundante, lo que es particularmente útil en áreas musculares más profundas o complejas. La resonancia magnética complementa el ultrasonido al proporcionar imágenes de mayor resolución para el diagnóstico preciso de los PGM (60, 61, 62).

En general, estas tecnologías de imagen han demostrado ser herramientas valiosas para mejorar el diagnóstico y tratamiento de los puntos gatillo miofasciales, proporcionando información objetiva sobre las alteraciones en la estructura y función del tejido muscular. Esto facilita un enfoque más preciso para la planificación del tratamiento en pacientes con dolor miofascial.

- La algometría: Mide la sensibilidad al dolor utilizando presión o estimulación eléctrica. Se han identificado tres tipos de información que proporciona (34, 63, 64).
  - Umbral de dolor local: La presión necesaria para que se inicie el dolor en un punto específico.
  - Umbral de dolor referido: La presión que provoca dolor en áreas distantes del punto de aplicación.

- Tolerancia al dolor: La presión máxima que puede soportar el paciente antes de que el dolor se vuelva intolerable.

El algómetro de muelle, diseñado en 1986 y ampliamente utilizado desde entonces, mide estos umbrales aplicando presión en la piel mediante una punta circular calibrada. La medición se realiza en Kg o Newtons, y la precisión depende del diámetro de la punta del algómetro. Este instrumento es útil para comparar la sensibilidad al dolor antes y después de tratamientos. Sin embargo, tiene limitaciones como, no determina la causa del dolor, que puede ser miofascial, fibromialgia, bursitis, etc. La medición puede verse afectada por el grosor de los tejidos y la sensibilidad muscular. La técnica requiere destreza y una correcta localización del punto de máxima sensibilidad. Investigaciones recientes han mostrado que la algometría puede no distinguir claramente entre puntos gatillo activos y latentes, y que los resultados pueden variar según la presión aplicada. Aunque es útil para la investigación y la clínica, debe interpretarse con cuidado (34, 63, 64).

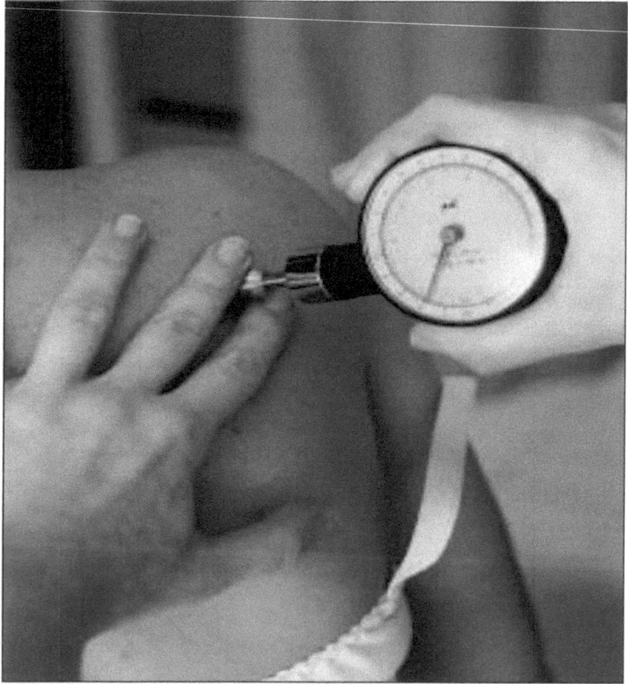

Figura 8. Medición de la presión mediante el algómetro sobre un PGM en el músculo infraespinoso (34).

- La termografía: Utiliza radiometría infrarroja o películas de cristal líquido, mide cambios en la temperatura de la piel. La termografía electrónica es más precisa y cómoda, mostrando variaciones térmicas que pueden indicar problemas como los puntos gatillo miofasciales. Sin embargo, un cambio térmico no siempre indica un punto gatillo, ya que puede ser causado por otras condiciones como radiculopatía o inflamación local. Los estudios han encontrado que la temperatura de la piel sobre un punto gatillo puede ser mayor, pero esto no siempre se traduce en una detección precisa de los puntos gatillo. Los estudios también muestran que los puntos gatillo activos pueden provocar hipertermia en la piel, mientras que la estimulación mecánica puede causar hipotermia "refleja". La termografía puede identificar áreas calientes, pero también puede presentar falsos positivos y negativos. La combinación de termografía con otros métodos, como la palpación y la medición algométrica, mejora la precisión en la identificación de puntos gatillo. Sin embargo, la interpretación de los resultados debe hacerse con precaución y complementarse con otras evaluaciones diagnósticas (65, 66, 67, 68).

Hasta ahora, la literatura no ha abordado algunas cuestiones clave sobre los cambios térmicos asociados con los puntos gatillo (PG). Dado que muchos acupuntores emplean dispositivos para medir la resistencia cutánea con el fin de identificar el lugar óptimo para insertar la aguja y tratar un PG o un punto doloroso, sería de gran interés realizar un estudio ciego para investigar la región de un punto caliente y buscar puntos de baja resistencia. Sería útil determinar la frecuencia con la que estos puntos de baja resistencia coinciden con zonas calientes y si estos puntos tienen un PG (activo o latente) cercano. La identificación del PG debería basarse en criterios diagnósticos precisos aplicados por evaluadores con alta fiabilidad interexaminador. Además, dado que diversos estudios han demostrado que la disfunción de los PG está influenciada por la actividad del sistema nervioso simpático, investigar cómo los PG afectan el control simpático de la perfusión cutánea podría enriquecer nuestra comprensión de la relación entre los PG miofasciales y el sistema nervioso autónomo.

4. LOCALIZACIÓN Y DOLOR REFERIDO DE PUNTOS GATILLO EN MIEMBROS SUPERIORES.

Es fundamental comprender la función y las características de cada músculo, así como su relación con el dolor y los puntos gatillo miofasciales (PGM). A continuación, se explorarán en detalle la musculatura de la cabeza, cara, cuello, tronco, hombro, brazo, antebrazo y mano. Abordando su origen, inserción y acción, los cuales nos ayudaremos de los diferentes tratados de atlas de anatomía (69, 70, 71, 72, 73), así como los síntomas asociados al dolor referido y la presencia de PGM (29, 74). También se discutirán las posibles causas de las disfunciones musculares, el diagnóstico diferencial que permite identificar problemas relacionados, y se ofrecerán recomendaciones y técnicas efectivas para el tratamiento (75, 76, 77, 78, 79, 80). Este enfoque integral proporcionará una comprensión clara y práctica que será de gran utilidad tanto para estudiantes como para profesionales en el campo de la salud.

4.1. Musculatura de la cabeza y cara.

4.1.1. Epicráneo (occipitofrontal).

- Occipital:
  - Origen: Parte lateral de los dos tercios de la línea nucal superior y la apófisis mastoides del hueso temporal.
  - Inserción: Aponeurosis epicraneal.
- Frontal:
  - Origen: Capa superficial de la fascia del cuero cabelludo.
  - Inserción: Aponeurosis epicraneal, piel de las cejas y base de la nariz.
- Acciones: Cuando ambos músculos actúan de manera conjunta, estiran el cuero cabelludo hacia atrás y hacia arriba, levantan las cejas y generan pliegues en la frente. Si solo se contrae el músculo frontal, eleva la ceja del mismo lado.
- Dolor referido y PGM:

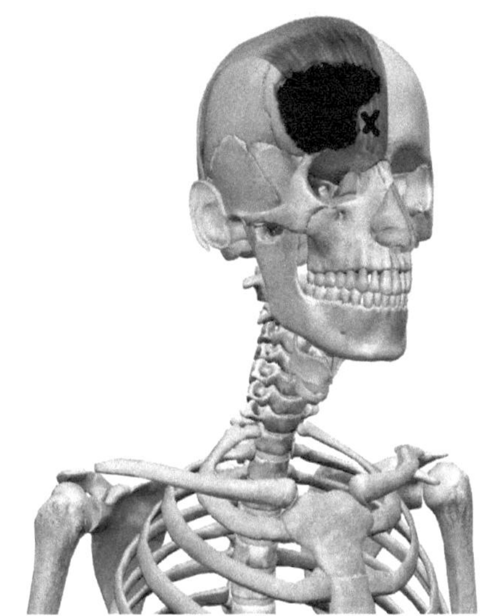

Figura 9. Zonas de dolor referido frontal, señalado con zona de color negro y PGM señalado con cruz de color negro.

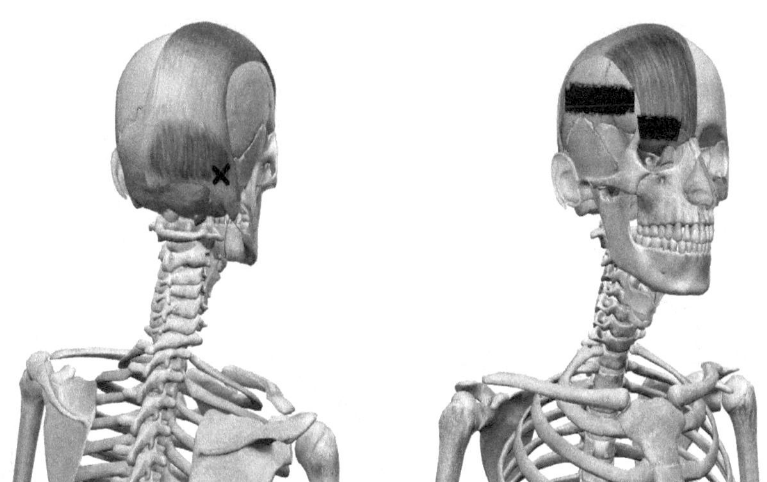

Figura 10. Zonas de dolor referido occipital, señalado con zona de color negro y PGM señalado con cruz de color negro.

- Síntomas: Los puntos gatillo en el músculo frontal provocan dolor en la frente, sobre la ceja del mismo lado afectado. Los puntos gatillo en el músculo occipital causan dolor profundo en el ojo y el costado de la cabeza, además de incomodidad al apoyar la cabeza sobre una almohada.

- Posibles causas:
  - Estrés o ansiedad.
  - Problemas oculares.
- Diagnóstico diferencial:
  - Compresión del nervio occipital (más superficial).
  - Afecciones en otros músculos que producen dolor similar: temporal, esternocleidomastoideo, esplenio, longísimo de la cabeza, semiespinosos, suboccipitales, trapecio, orbicular del ojo, masetero.
- Recomendaciones: Evitar fruncir la frente.
- Técnicas recomendadas: Inyecciones, punción seca y liberación de PGM

4.1.2. Orbicular del ojo.

- Parte Orbitaria:
  - Origen: Porción nasal del hueso frontal, apófisis frontal del maxilar superior, y ligamento palpebral interno.
  - Inserción: Piel de la ceja, fusionándose con los músculos vecinos.
- Parte Palpebral:
  - Origen: Ligamento palpebral interno y hueso frontal.
  - Inserción: Rafe palpebral externo.
- Parte Lagrimal:
  - Origen: Fascia lagrimal y hueso lagrimal.
  - Inserción: Tarsos de los párpados, formando el rafe palpebral externo.
- Acciones:
  - La parte orbitaria se encarga de cerrar el ojo de manera intensa.
  - La parte palpebral cierra el ojo suavemente, interviniendo en el parpadeo y el cierre protector.
  - La parte lagrimal dilata los canales lagrimales para acumular lágrimas y comprime el saco lagrimal durante el parpadeo.
- Dolor referido y PGM:

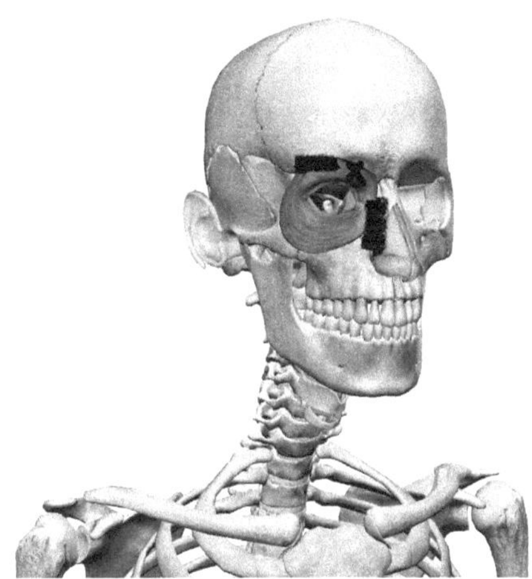

Figura 11. Dolor referido representado de color negro y punto gatillo representado con cruz negra del músculo orbicular del ojo derecho.

- Síntomas: El dolor referido se localiza en la ceja y el costado de la nariz del mismo lado afectado, extendiéndose en algunos casos al labio superior y la mejilla cerca de la nariz. Los pacientes también pueden experimentar dificultades para leer, reportando que las letras "saltan" o "bailan".
- Posibles causas:
  - Problemas oculares como el astigmatismo (por forzar la vista al entrecerrar los ojos).
  - Fotofobia.
  - Diagnóstico Diferencial
  - Ptosis palpebral.
  - Migraña.
  - Problemas oculares.
  - Afección en otros músculos que generan dolor similar: occipitofrontal, esternocleidomastoideo, cigomático.
- Recomendaciones: Comprobar la vista regularmente. Aumentar el periodo de descanso o sueño. Interrumpir la mirada fija como en conducir, mirar pantallas de ordenador, móvil, etc.
- Técnicas recomendadas: Inyecciones, punción seca y liberación de PGM.

4.1.3. Masetero.

- Origen: Arco cigomático y apófisis maxilar del hueso cigomático, además de la apófisis cigomática del maxilar superior.
- Inserción: Rama de la mandíbula y el ángulo mandibular.
- Acciones: Eleva la mandíbula, facilitando la masticación, y la desplaza hacia adelante (protrusión). Sin embargo, las fibras más profundas del músculo retraen la mandíbula.
- Síntomas: El dolor referido aparece en la zona de la articulación temporomandibular, la ceja, el hueso malar, la rama mandibular y los dientes. También puede causar dolor profundo en el oído. Estos puntos gatillo provocan disfunción en la articulación y sensibilidad dental a estímulos de frío o calor. Además, el paciente puede experimentar acúfenos.
- Dolor referido y PGM:
    - Masetero superficial (Figura. A, B, C)
    - Masetero profundo (Figura. D)

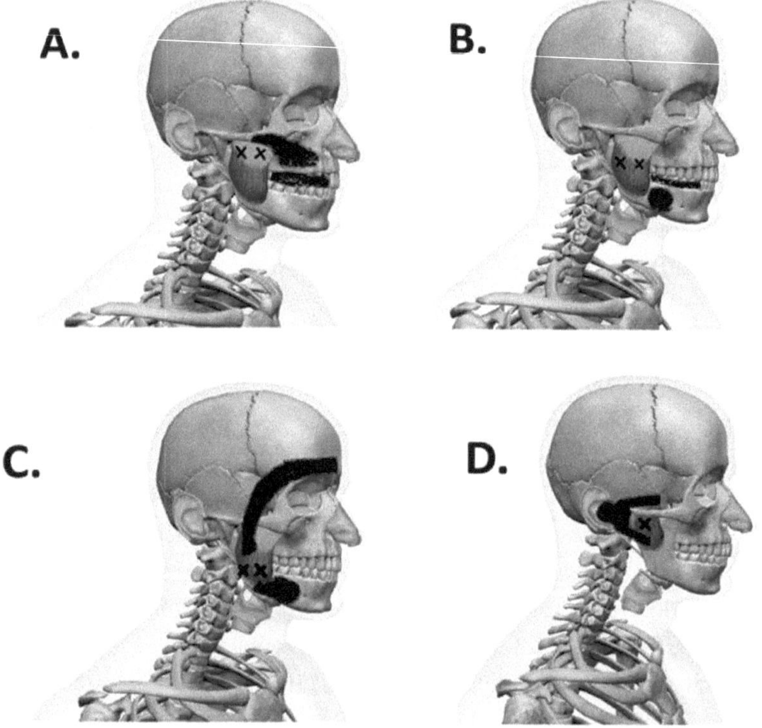

Figura 12. Dolor referido representado color de negro y PGM del masetero superficial y profundo, representados por cruz negra.

- Posibles causas:
  - Mantener la boca abierta durante largos periodos (por ejemplo, en el dentista).
  - Cirugías.
  - Sobreuso de la articulación temporomandibular (masticar chicle, hielo).
  - Bruxismo.
  - Estrés y ansiedad.
- Diagnóstico diferencial
  - Disfunción de la articulación temporomandibular.
  - Sinusitis.
  - Tinnitus de origen neurológico.
  - Problemas dentales.
  - Artritis.
- Afección en otros músculos con dolor referido similar: buccinador, occipitofrontal, temporal, platisma, esternocleidomastoideo, longísimo de la cabeza, semiespinosos, suboccipitales, pterigoideos.
- Recomendaciones: No rechinar los dientes (férulas oclusales). Postura de la cabeza-cuello-lengua. No masticar, morder chicles, helados o las uñas.
- Técnicas recomendadas: Rociado y estiramiento, inyecciones, punción seca y liberación de PGM.

4.1.4. Temporal.

- Origen: Fosa del hueso temporal y parte profunda de la fascia temporal
- Inserción: Apófisis coronoides y borde anterior de la rama mandibular
- Acciones:
  - Eleva la mandíbula para cerrar la boca (acción de morder).
  - Las fibras posteriores retraen la mandíbula.
- Síntomas: Los puntos gatillo anteriores generan dolor referido en la frente, justo encima de la ceja y en la sien, además de afectar los incisivos y colmillos superiores del mismo lado. Los pacientes también pueden sentir dolor detrás del ojo. Los puntos gatillo posteriores causan dolor por encima de la oreja, en la articulación temporomandibular y en los molares superiores del mismo lado. El dolor se acompaña de hipersensibilidad al tacto y dental.

- Dolor referido y PGM:

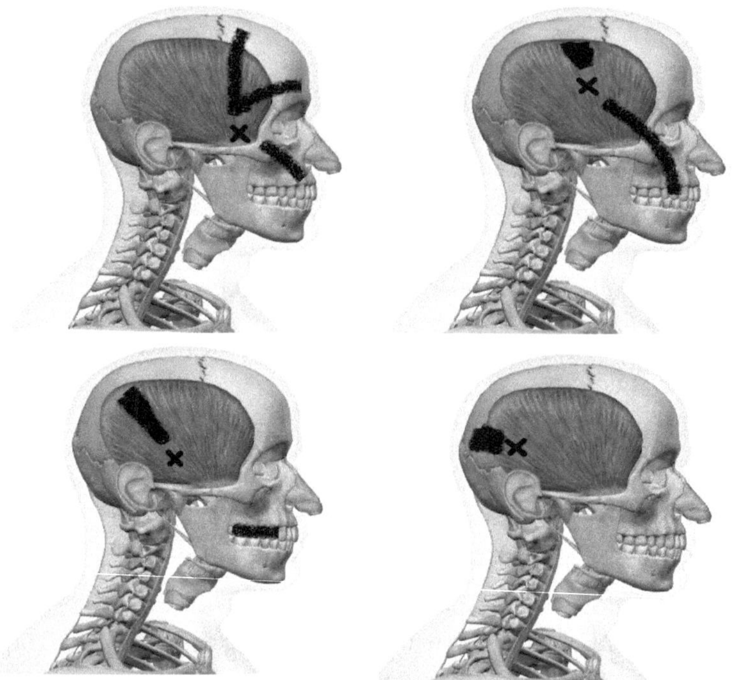

Figura 13. Dolor referido representado color de negro y puntos gatillo miofasciales del temporal representados por cruz negra.

- Posibles causas:
    - Disfunciones en la articulación temporomandibular.
    - Traumatismos directos.
    - Bruxismo.
    - Inmovilización prolongada de la mandíbula (como en procedimientos odontológicos).
    - Infecciones o inflamaciones.
    - Estrés y/o ansiedad.
    - Diagnóstico Diferencial
    - Problemas dentales.
    - Migraña.
    - Tendinopatía del temporal.
- Afecciones en otros músculos con dolor referido similar: platisma, esternocleidomastoideo, esplenio, longísimo de la cabeza,

semiespinosos, suboccipitales, trapecio, occipitofrontal, buccinador, masetero, pterigoideos.

- Recomendaciones: Masticar chichle o sustancias duras. Posición de la lengua, Aire acondicionado en coche o el trabajo. Corregir la postura de la cabeza, postura delantera. Estiramiento.
- Técnicas recomendadas: Rociado y estiramiento, inyecciones, punción seca y liberación de PGM.

4.1.5. Pterigoideo lateral

- Origen:
  - Fascículo superior: Ala mayor del esfenoides, en su cara infratemporal.
  - Fascículo inferior: Placa pterigoidea lateral del esfenoides.
- Inserción: Se inserta en la fosa pterigoidea, el cuello de la mandíbula, y en la cápsula y disco de la articulación temporomandibular.
- Funciones: Durante la apertura de la boca, este músculo tira del cóndilo mandibular hacia adelante, junto con el disco articular. En conjunto con el pterigoideo medial, desvían la mandíbula hacia el lado opuesto.
- Dolor referido y PGM:

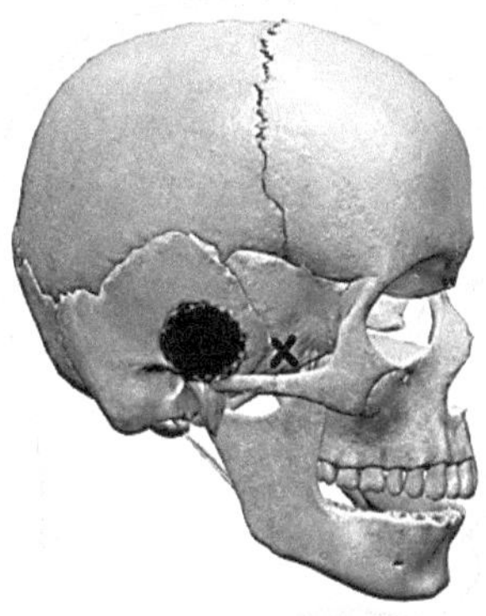

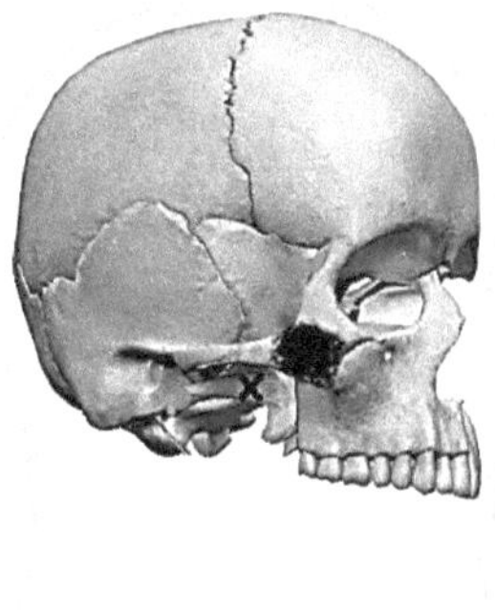

Figura 14. Dolor referido representado color de negro y PGM del pterigoideo lateral representados por cruz negra.

- Síntomas: Dolor referido en la zona de la articulación temporomandibular y el arco cigomático. Dificultad y malestar al masticar y abrir la boca. En algunos casos, pueden presentarse acúfenos (zumbidos en los oídos).
- Posibles causas
  - Mantener la boca abierta por períodos prolongados (ej. en el dentista).
  - Cirugías.
  - Uso excesivo de la articulación temporomandibular (como masticar chicle o hielo).
  - Bruxismo (rechinar los dientes).
  - Estrés y ansiedad.
- Diagnóstico diferencial
  - Disfunción de la articulación temporomandibular.
  - Neuralgia del trigémino.
  - Afecciones en otros músculos con dolor referido similar: Pterigoideo medial, masetero, buccinador, temporal, platisma.
- Recomendaciones: Masticar a ambos lados de la boca. Evitar masticar chicle o morderse las uñas. Protector dental, posturas de coger el teléfono entre hombro y cuello.
- Técnicas recomendadas: Rociado y estiramiento, inyecciones y liberación de PGM.

4.1.6. Pterigoideo medial.

- Origen: Hueso esfenoides, hueso palatino y tuberosidad del maxilar superior.
- Inserción: Rama de la mandíbula y el foramen mandibular.
- Funciones: Este músculo eleva la mandíbula para la masticación y también participa en la protusión mandibular. Junto con el pterigoideo lateral, desvía la mandíbula hacia el lado contrario.
- Dolor referido y PGM:

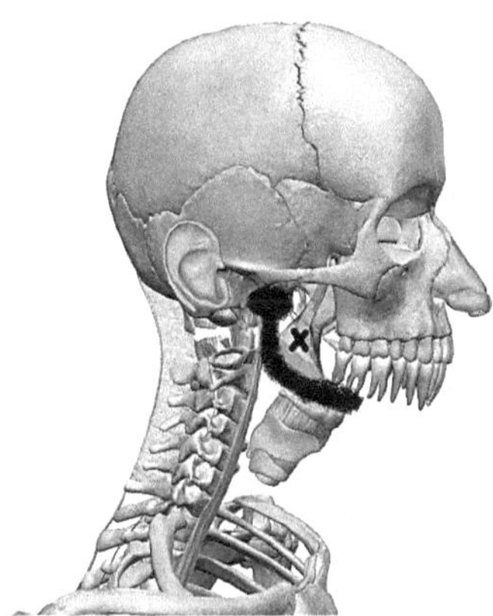

Figura 15. Dolor referido representado color de negro y PGM del pterigoideo medial representados por cruz negra.

- Síntomas: Dolor referido en la zona de la articulación temporomandibular, que puede irradiarse hacia la clavícula y la garganta. Se experimenta dolor y dificultad para abrir la boca.
- Posibles causas:
  - Mantener la boca abierta por tiempo prolongado (ej. en el dentista).
  - Cirugías.
  - Uso excesivo de la articulación temporomandibular (como masticar chicle o hielo).
  - Bruxismo.
  - Estrés y ansiedad.
  - Artritis.
- Diagnóstico diferencial:
  - Disfunción de la articulación temporomandibular.
  - Patologías en la garganta.
  - Afecciones en otros músculos con dolor referido similar: masetero, temporal, platisma, pterigoideo lateral.
- Recomendaciones: Postura de la cabeza. Masticar en ambos lados de la boca. Protector dental (blando). Evitar mascar chicle o morderse las uñas.
- Técnicas recomendadas: Rociado y estiramiento, inyecciones y liberación de PGM.

4.1.7. Digástrico.

- Porción anterior:
  - Origen: Fosa digástrica de la mandíbula.
  - Inserción: Hueso hioides.
- Porción posterior:
  - Origen: Hueso temporal.
  - Inserción: Hueso hioides.
  - Ambas porciones se conectan a través de un tendón intermedio, que se une al hueso hioides.
- Funciones: Este músculo interviene en la elevación del hioides durante la deglución, así como en la depresión y retrusión de la mandíbula.
- Dolor referido y PGM:

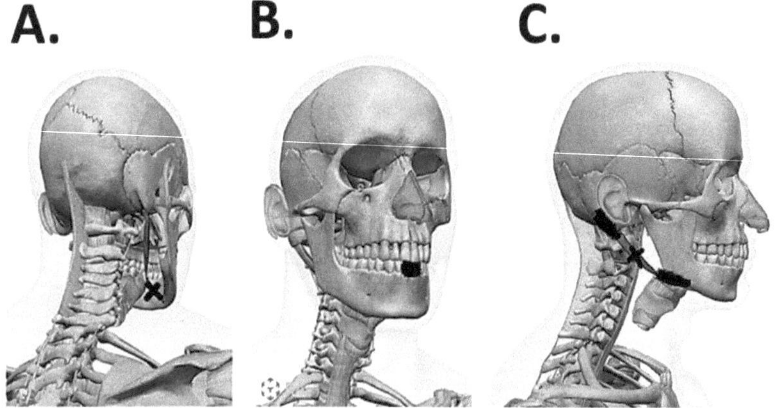

Figura 16. Dolor referido representado de color de negro y PGM de la porción anterior (representado en figura A y B) y posterior (figura C) del músculo digástrico representados por cruz negra.

- Síntomas:
  - La porción anterior produce dolor referido hacia los cuatro incisivos inferiores, la lengua y, en ocasiones, el mentón.
  - La porción posterior provoca dolor en la zona lateral de la garganta, debajo del pabellón auricular, e incluso en el cuero cabelludo. A veces, el paciente solo experimenta dificultad al tragar, como si tuviera un bulto en la garganta, sin presentar dolor evidente.

- Posibles causas:
  - Bruxismo.
  - Postura alterada con la mandíbula adelantada.
  - Disfunción de músculos sinérgicos, como los maseteros.
  - Respiración bucal prolongada (por mantener la boca abierta por mucho tiempo).
- Diagnóstico diferencial:
  - Problemas dentales.
  - Patologías tiroideas.
  - Alteraciones en el hueso hioides.
  - Afecciones en otros músculos con dolor referido similar: esternocleidomastoideo, semiespinosos, trapecio, masetero, suboccipitales.
- Recomendaciones: Patrones de respiración, bruxismo, posturas de la cabeza.
- Técnicas recomendadas: Rociado y estiramiento, inyecciones, y liberación de PGM.

4.2. Musculatura del cuello y tronco.

4.2.1. Escalenos anterior, medio y posterior.

- Escaleno anterior:
  - Origen: Apófisis costo-transversas de las vértebras C3 a C6.
  - Inserción: Primera costilla.
- Escaleno medio:
  - Origen: Apófisis costo-transversas de las vértebras C2 a C7.
  - Inserción: Primera costilla, y en algunos casos, también en la segunda.
- Escaleno posterior:
  - Origen: Apófisis costo-transversas de las vértebras C4 a C6.
  - Inserción: Segunda costilla, y ocasionalmente en la tercera.
- Funciones: Trabajando en conjunto, estos músculos generan una ligera flexión de la columna cervical. De manera unilateral, provocan una inclinación homolateral. Además, contribuyen a la inspiración durante la respiración si la columna vertebral actúa como punto fijo. También actúan como estabilizadores laterales de la parte media e inferior de la columna cervical.

- Dolor fascial y PGM:

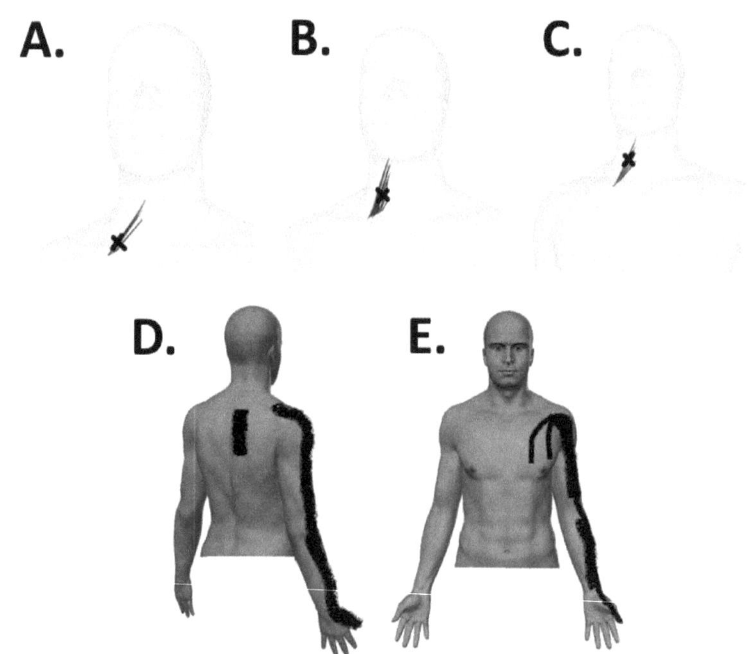

Figura 17. PGM de la porción anterior (representado en figura A), medio (figura B) y posterior (figura C) del músculo escaleno representados por cruz negra y dolor referido representado color de negro de vista posterior (figura D) y vista anterior (figura E).

- Síntomas: Dolor referido hacia el brazo en la parte lateral y hacia los dedos primero y segundo de la mano. También puede haber dolor en la región pectoral, específicamente en el área del pezón, y dolor posterior en la zona escapular. Los síntomas incluyen signos de compresión del plexo braquial.
- Posibles causas:
  - Postura incorrecta con la cabeza adelantada.
  - Estrés y ansiedad (principales factores).
  - Problemas respiratorios como catarros.
  - Diagnóstico diferencial
  - Compresión del plexo braquial.
  - Síndrome del túnel carpiano.
  - Patologías de los discos cervicales.

- Compresión vascular.
- Afecciones en otros músculos con dolor referido similar: subclavio, pectorales, trapecio, angular de la escápula, supraespinoso, infraespinoso, romboides, serrato posterior superior, iliocostal dorsal, braquiorradial, extensor del índice, pronador redondo, supinador corto, aductor del pulgar, oponente del pulgar.

- Recomendaciones: Uso de almohadas, natación, bufandas calientes, calor, estirar y elevar.
- Técnicas recomendadas: Rociado y estiramiento, inyecciones, y liberación de PGM.

4.2.2. Esternocleidomastoideo.

- Origen:
  - Fascículo esternal: Manubrio del esternón.
  - Fascículo clavicular: Tercio medial de la clavícula.
- Inserción: Apófisis mastoides y línea curva occipital superior (parte externa).
- Funciones:
  - Unilateral: Provoca inclinación homolateral y rotación contralateral de la cabeza.
  - Bilateral: Realiza flexión cervical, aunque las fibras posteriores pueden generar extensión de la columna cervical. También actúa como un músculo accesorio en la respiración forzada, elevando el esternón si el punto fijo está en la cabeza.
- Dolor referido y PGM:

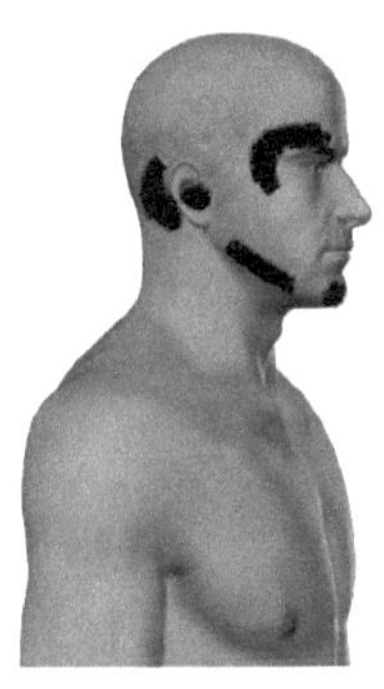

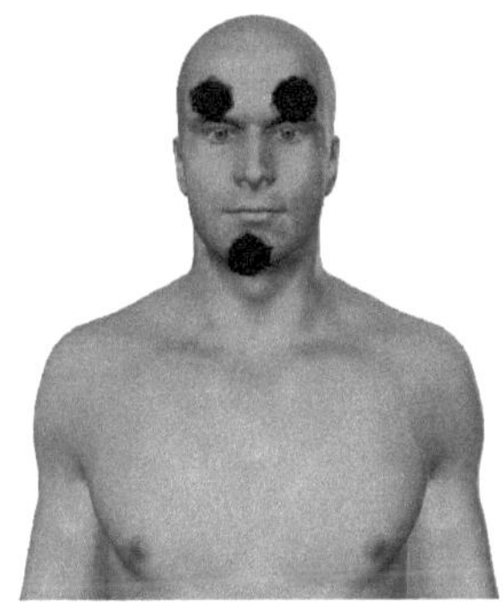

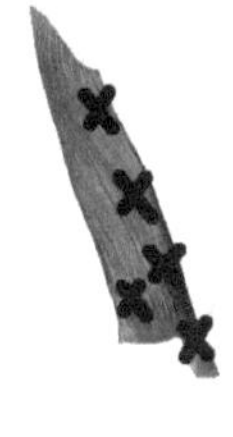

Figura 18. Dolor referido representado de color de negro del músculo esternocleidomastoideo (primera y segunda figura) y PGM representados por cruces negras (última figura).

- Síntomas:
  - El fascículo esternal genera dolor referido en la mastoides, occipucio, zona supraorbitaria y garganta.
  - El fascículo clavicular provoca dolor en la zona del oído y el área frontal.
  - En algunos casos, el músculo puede causar mareos debido a la rotación del hueso temporal.
- Posibles causas:
  - Posturas mantenidas, como: flexión cervical, flexión con rotación cervical o extensión cervical.
  - Respiración paradójica o infecciones respiratorias crónicas.
  - Ansiedad y estrés.
  - Alteraciones en otras estructuras, como el pectoral mayor, o incluso cojeras que afecten la postura.
  - Latigazo cervical o whiplash.
  - Postura incorrecta con la cabeza adelantada.
- Diagnóstico diferencial
  - Otitis.
  - Neuralgia del trigémino.
  - Disfunción vestibular.
  - Afecciones en otros músculos con dolor referido similar: platisma, digástrico, esplenio, longísimo de la cabeza, semiespinosos, suboccipitales, trapecio, temporal, occipitofrontal, orbicular del ojo, masetero.

4.2.3. Platisma

- Origen: Fascia superficial de las regiones deltoidea y pectoral.
- Inserción: Mandíbula, piel de la mejilla, ángulo de la boca y el músculo orbicular de los labios.
- Acciones: Tensa la piel del cuello y la parte inferior del rostro. Ayuda a descender la mandíbula.

- Dolor referido y PGM:

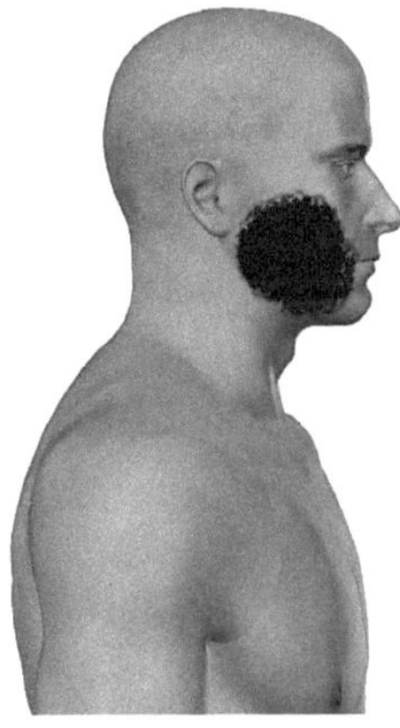

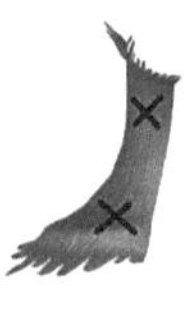

Figura 19. Dolor referido representado de color de negro (primera y segunda figura) y PGM representados por cruces negras (última figura) de la platisma.

- Síntomas: Dolor referido en la zona mandibular, caracterizado por ser un dolor superficial con sensación de pinchazos y parestesia.
- Posibles causas:
  - Disfunción de la articulación temporomandibular.
  - Mantener la boca abierta por períodos prolongados (como durante procedimientos dentales).
- Diagnóstico diferencial:
  - Problemas dentales.
  - Neuralgia del trigémino.
- Afección en otros músculos con dolor referido similar: Esternocleidomastoideo, temporal, buccinador, masetero, pterigoideos.

4.2.4. Suboccipitales.

- Recto posterior mayor de la cabeza:
  - Origen: Apófisis espinosa de C2 (axis).
  - Inserción: Línea curva occipital inferior.
- Recto posterior menor de la cabeza:
  - Origen: Tubérculo posterior de C1 (atlas).
  - Inserción: Línea curva occipital inferior (cubierto por el recto mayor).
- Oblicuo mayor (o inferior) de la cabeza:
  - Origen: Apófisis espinosa de C2 (axis).

- Inserción: Apófisis transversa de C1 (atlas).
- Oblicuo menor (o superior) de la cabeza:
  - Origen: Apófisis transversa de C1 (atlas).
  - Inserción: Hueso occipital.
- Acciones:
  - Extensión del cuello cuando actúan de forma bilateral.
  - Control motor entre el hueso occipital, C1 y C2.
  - Recto posterior mayor: Si se contrae unilateralmente, genera rotación homolateral.
  - Oblicuo mayor: Realiza inclinación y rotación homolaterales.
  - Oblicuo menor: Produce inclinación homolateral.
- Dolor referido y PGM:

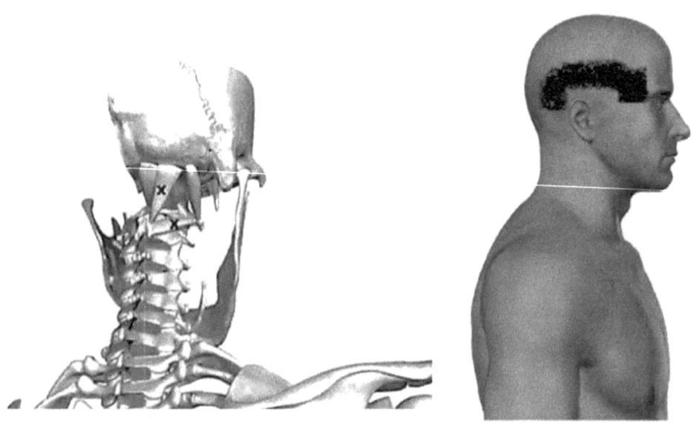

Figura 20. PGM representados por cruces negras (primera figura) y dolor referido representado de color de negro (segunda figura) de los músculos suboccipitales.

- Síntomas:
  - Cefalea tensional con dolor difuso, difícil de localizar.
  - Dolor referido sobre las orejas, de forma horizontal, que puede llegar hasta el ojo.
  - Limitación de la movilidad cervical.
  - Sensación de tensión en la base del occipucio, aunque el paciente no pueda señalar el dolor con precisión.
- Posibles causas:
  - Posturas mantenidas en flexión o extensión + rotación.

- Postura de cabeza anteriorizada.
- Frío directo en la zona.
- Problemas visuales o uso de gafas bifocales (por el movimiento del cuello para mejorar la visión).

- Diagnóstico diferencial:
  - Migraña.
  - Disfunción articular.
  - Espondilitis anquilosante (por rigidez y limitación del cuello).
  - Artrosis cervical.
- Alteración de otros músculos con síntomas similares: Semiespinosos, longísimo de la cabeza, esplenio, esternocleidomastoideo, digástrico, trapecio, temporal, occipitofrontal, masetero.

4.2.5. Multífidos

- Origen: Se origina en la zona posterior del sacro, espina ilíaca posterosuperior, ligamentos sacroilíacos, apófisis mamilares de las vértebras L1 a L5, apófisis transversas de T1 a T12 y en las apófisis articulares de las vértebras C4 a C7.
- Inserción: Se inserta en las apófisis espinosas de las vértebras superiores, saltando en ocasiones entre 2 a 4 vértebras por encima.
- Funciones: Cuando actúan de manera bilateral, provocan la extensión de la columna vertebral. Al activarse unilateralmente, permiten la inclinación homolateral y la rotación contralateral.
- Dolor referido y PGM:

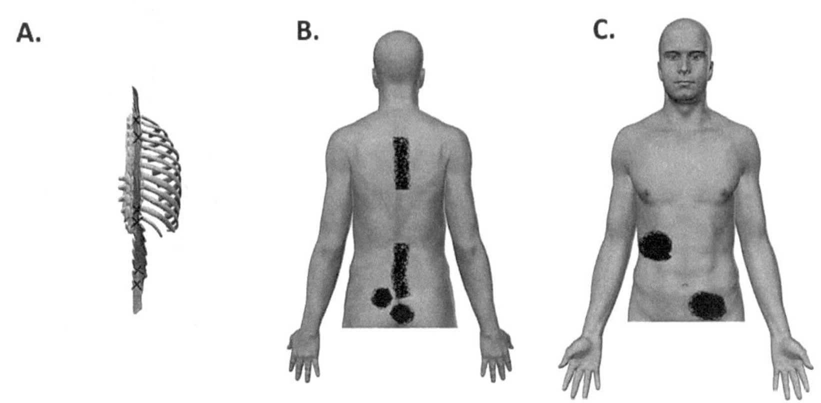

Figura 21. PGM representados por cruces negras (Figura A) y dolor referido representado de color de negro de la musculatura multífida.

- Síntomas: Dolor altamente localizado. Dolor irradiado hacia la región anterior, especialmente en el área abdominal. En la parte posterior, el dolor se manifiesta en la región sacroilíaca y entre las escápulas. También puede haber hipersensibilidad al tacto en el área del coxis y restricción de la movilidad de la columna vertebral.
- Posibles causas:
  - Posturas mantenidas en flexión, inclinación o rotación del tronco.
  - Traumatismos, como los derivados de accidentes automovilísticos.
  - Dismetría en las extremidades inferiores.
- Diagnóstico diferencial:
  - Inflamación de la articulación sacroilíaca (relacionada con enfermedades como la espondilitis).
  - Coccigodinia.
  - Patologías costales.
  - Disfunción articular vertebral.
  - Artritis y artrosis.
  - Dolor visceral.
  - Alteraciones en otros músculos que presentan dolor referido similar, como el recto abdominal, oblicuos abdominales, transverso del abdomen, trapecio, elevador de la escápula, infraespinoso, romboides, cuadrado lumbar, rotadores, iliocostal dorsal, psoas ilíaco, glúteo medio, glúteo mayor, piriforme y sóleo.
- Recomendaciones: Postura. Cifosis por posición al trabajar. Número y tipo de almohadas. Consideraciones laborales
- Técnicas recomendadas: Rociado y estiramiento, inyecciones, punción seca y liberación de PGM.

4.2.6. Rotadores del tronco.

- Origen: Apófisis transversa.
- Inserción: Lámina y apófisis transversa o espinosa de las vértebras superiores (normalmente de la vértebra adyacente o la segunda más cercana).
- Acciones: Extensión de la columna vertebral y rotación hacia el lado opuesto.

- Dolor referido y PGM:

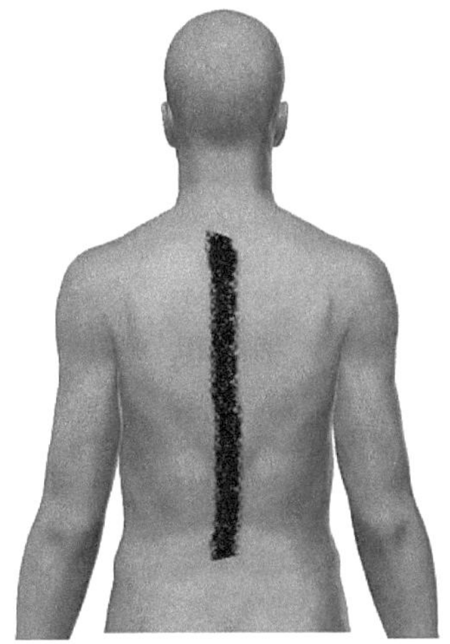

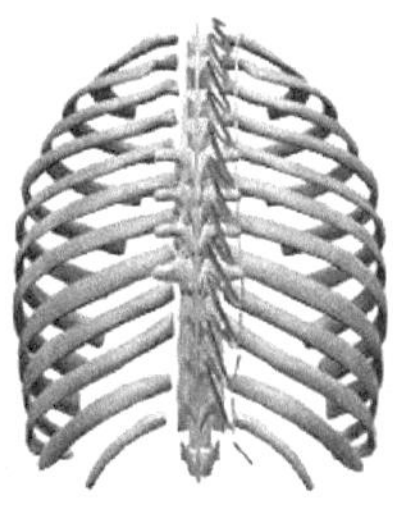

Figura 22. Dolor referido representado de negro (figura de la izquierda) y músculos rotadores (figura de la derecha).

- Síntomas: Dolor localizado en la columna vertebral, acompañado de hipersensibilidad al tacto sobre las apófisis espinosas. El dolor puede aparecer con los movimientos de la columna o incluso presentar restricción de movilidad.
- Posibles causas:
  - Mantenimiento de posturas en flexión y/o rotación del tronco.
  - Traumatismos como accidentes automovilísticos.
  - Discrepancia en la longitud de los miembros inferiores.
- Diagnóstico diferencial:
  - Inflamación de la articulación sacroilíaca (asociada a enfermedades como espondilitis).
  - Coccigodinia.
  - Disfunción de las articulaciones vertebrales.
  - Artritis y artrosis.
- Alteraciones en otros músculos con dolor referido similar: Recto abdominal, trapecio, elevador de la escápula, romboides, cuadrado lumbar, multífidos, iliocostal dorsal, psoas ilíaco.

4.2.7. Esplenio de la cabeza / esplenio del cuello

- Esplenio de la cabeza:
  - Origen: En el ligamento cervical posterior y en las apófisis espinosas de las vértebras de C7 a T3.
  - Inserción:Apófisis mastoides del hueso temporal y en la porción externa de la línea curva superior del hueso occipital.
- Esplenio del cuello:
  - Origen: Apófisis espinosas de las vértebras de T3 a T6.
  - Inserción: Apófisis transversas y tubérculos posteriores de las vértebras C1 a C3.
- Acciones: Ambas secciones, cuando actúan bilateralmente, contribuyen a la extensión de la columna cervical. Si trabajan unilateralmente, provocan inclinación y rotación hacia el mismo lado.
- Dolor referido y PGM:

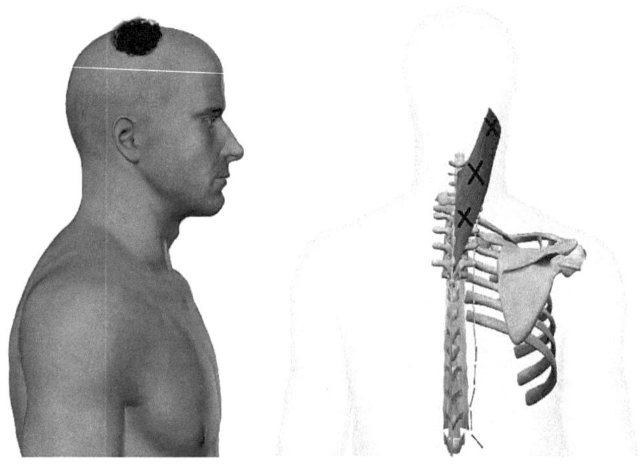

Figura 23. Dolor referido representado en negro (figura de la izquierda) y PGM representado con cruces negras (figura de la derecha) del músculo esplenio de la cabeza.

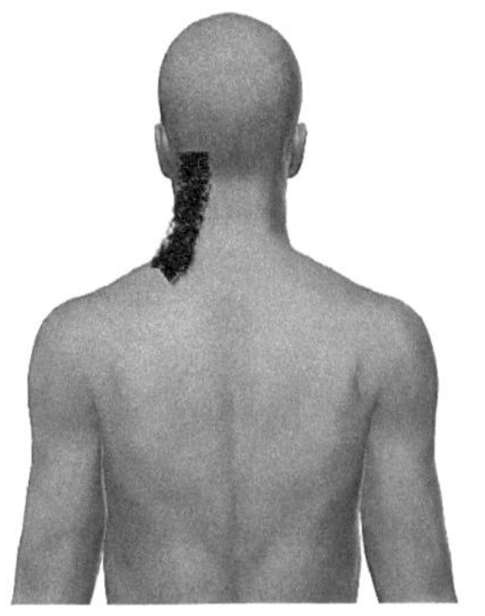
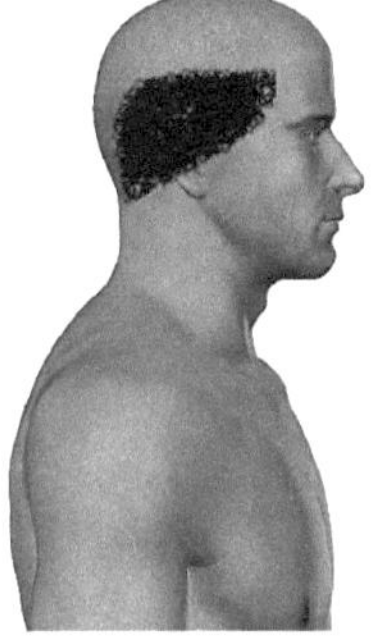
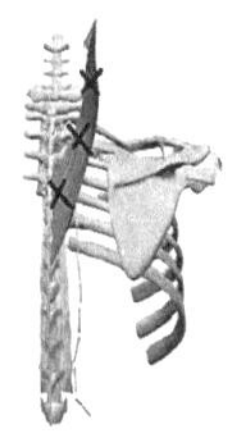

Figura 24. Dolor referido representado en negro (primera y segunda figura) y PGM representado con cruces negras (última figura) del músculo esplenio del cuello.

- Síntomas:

El dolor referido del esplenio de la cabeza se localiza en la parte superior del cráneo, entre las áreas frontal y parietal. En el caso del esplenio del cuello, el dolor se irradia hacia la región supraorbital y parte de la zona temporal, además de afectar al área superior del músculo trapecio. Es uno de los músculos que pueden desencadenar cefaleas tensionales y limitar los movimientos de la columna cervical.

- Posibles causas:
  - Mantener la cabeza en flexión por largos períodos.
  - Mantener la cabeza en rotación o inclinación, como al sostener un teléfono entre el hombro y la oreja.
  - Problemas oculares que alteran la posición del cuello.
  - Lesiones por latigazo cervical tras un accidente automovilístico.
- Diagnóstico diferencial:
  - Migrañas.
  - Patologías oculares (debido al dolor supraocular referido).
  - Estrés.
  - Disfunciones articulares.
  - Afecciones en otros músculos con dolor referido similar: Esternocleidomastoideo, longísimo de la cabeza, semiespinosos, suboccipitales, trapecio, elevador de la escápula, temporal, occipitofrontal.

4.2.8. Longísimo del dorso.

- Origen: Masa común sacrolumbar.
- Inserción: Apófisis transversas de las vértebras hasta T1 y zona proximal de las costillas.
- Acciones:
  - Bilateral: Extiende la columna vertebral.
  - Unilateral: Inclina el tronco hacia el mismo lado.
- Dolor referido y PGM:

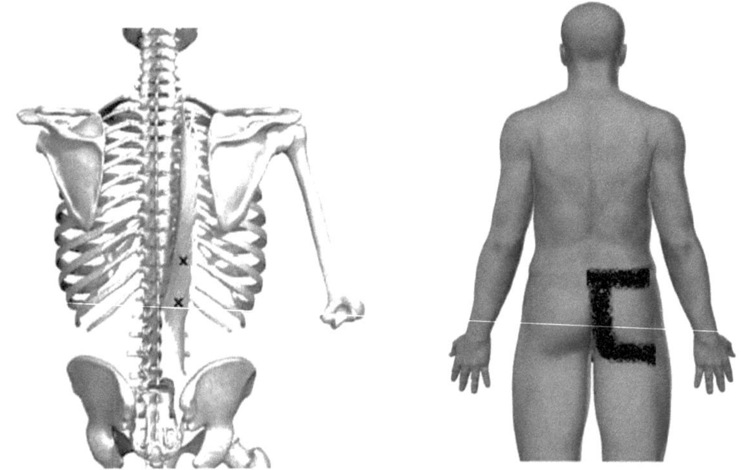

Figura 25. PGM representado con cruces negras (primera figura) y dolor referido representado en negro (segunda figura) del músculo longísimo del dorso.

- Síntomas: Dolor referido en la parte baja de la nalga y la zona lumbar, especialmente cerca del ilíaco. Puede haber restricción en los movimientos.
- Posibles Causas:
  - Posturas mantenidas en flexión e inclinación del tronco.
  - Traumatismos, como accidentes de coche.
  - Dismetría de miembros inferiores.
- Diagnóstico diferencial:
  - Inflamación de la articulación sacroilíaca, como en espondilitis.
  - Coccigodinia.
  - Disfunción articular vertebral.
  - Artritis y artrosis.

- Otras musculaturas con dolor referido similar: Recto abdominal, dorsal ancho, cuadrado lumbar, iliocostal lumbar, isquiotibiales.

4.2.9. Serrato anterior.

- Origen: El músculo serrato anterior se origina en las primeras diez costillas (a veces solo llega hasta la octava o novena costilla), con digitaciones que se insertan en cada costilla.
- Inserción: Se inserta a lo largo del borde medial de la escápula. La primera digitación se fija en el ángulo superior de la escápula, mientras que las últimas digitaciones lo hacen en el ángulo inferior.
- Acciones:
  - Realiza la abducción de la escápula y la rotación superior cuando las costillas actúan como punto fijo, lo cual facilita la flexión glenohumeral.
  - Con las costillas como punto fijo, desplaza la escápula hacia adelante (protusión), previniendo que la escápula se desplace hacia afuera ("aleteo").
  - Si el punto fijo es la escápula, el serrato anterior actúa como un músculo inspirador, elevando las costillas hacia arriba.
- Dolor referido y PGM:

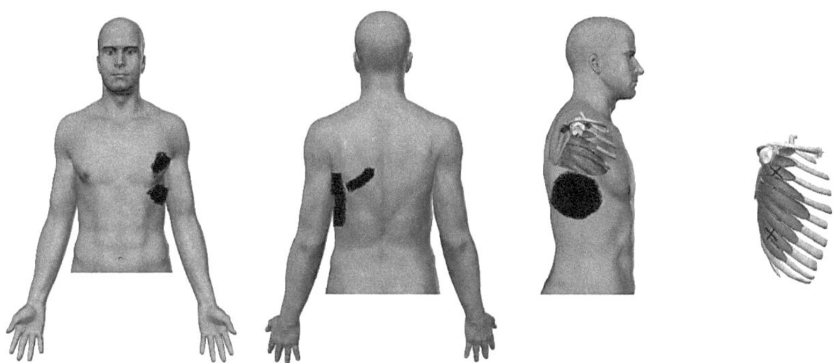

Figura 26. Dolor referido representado en negro (primera, segunda y tercera figura) y PGM representado con cruces negras (cuarta figura) del músculo serrato anterior.

- Síntomas: El dolor referido se localiza en la parte medial del brazo, afectando los dos últimos dedos de la mano, además del borde inferior de la escápula y a lo largo del músculo. Los pacientes suelen describir una sensación de dificultad respiratoria o falta de aire, como si algo impidiera una respiración completa. También puede presentarse dolor durante la inspiración.

- Posibles causas:
    - Enfermedades respiratorias como el asma.
    - Movimientos bruscos (como un giro rápido del torso al volante).
    - Ejercicio intenso (por la activación rápida del músculo y la respiración acelerada).
    - Ansiedad y estrés.
    - Levantar los brazos por encima de la cabeza.
- Diagnóstico diferencial:
    - Costocondritis.
    - Problemas en la musculatura pectoral.
    - Atrapamiento del nervio intercostal.
    - Herpes zóster.
    - Fracturas costales.
- Afección de otros músculos con dolor referido similar: subescapular, pectorales, intercostales, dorsal ancho, iliocostal dorsal, tríceps braquial, flexor común de los dedos, pronador cuadrado, abductor del meñique, extensor común de los dedos.

4.2.10. Serrato posterior

- Superior:
    - Origen: Apófisis espinosas de C7 a T3, ligamento cervical posterior y ligamentos supraespinosos.
    - Inserción: Borde superior de las costillas 2ª a 5ª.
- Inferior
    - Origen: Apófisis espinosas de T11 a L2.
    - Inserción: Borde inferior de las costillas 9ª a 12ª.
- Acciones: El músculo superior eleva las costillas, mientras que el inferior las deprime. Ambos ayudan en la respiración, con el superior facilitando la inspiración y el inferior contribuyendo a la espiración.
- Dolor referido y PGM:

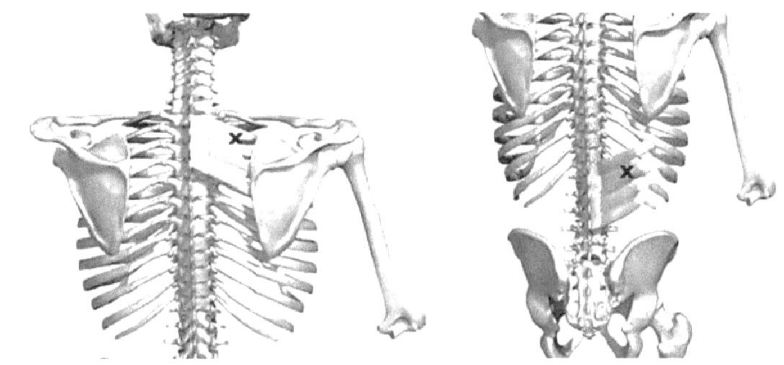

Figura 27. PGM en serrato posterior superior (primera figura) y serrato posterior inferior (segunda figura).

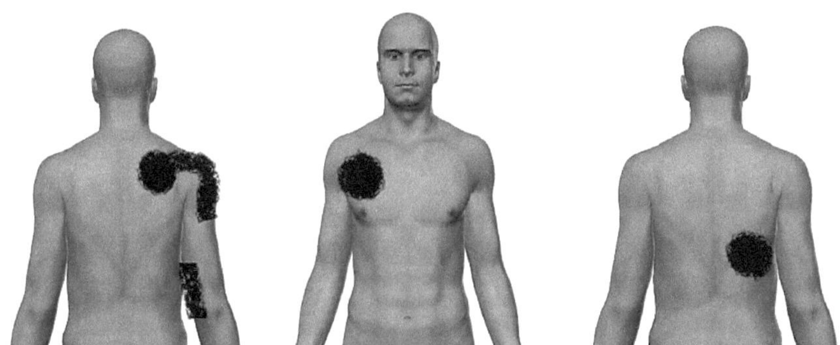

Figura 28. Dolor referido para serrato posterior superior (primera y segunda figura) y serrato posterior inferior (última figura).

- Síntomas:
  - El serrato posterior superior causa dolor referido que puede extenderse desde la escápula y el hombro hacia la parte posterior del brazo, codo (zona epitróclea), antebrazo, muñeca y el quinto metacarpo. También puede haber dolor en el pecho. Este dolor, que es profundo y persistente en reposo, suele intensificarse al cargar peso.
  - El serrato posterior inferior genera dolor local que suele aliviarse con el estiramiento.
- Posibles causas:
  - Trastornos respiratorios como tos o asma.
  - Ansiedad y estrés.
  - Escoliosis.

- Actividades con los brazos elevados (por ejemplo, trabajar en mesas altas).
- Diferencias en la longitud de las piernas.
- Posturas que implican rotación del tronco.

- Diagnóstico diferencial:
  - Síndrome del desfiladero torácico.
  - Bursitis olecraniana.
  - Radiculopatía C7-C8 o C8-T1.
  - Problemas renales.
  - Disfunción vertebral.
- Otras alteraciones musculares con dolor similar: Escalenos, pectorales, trapecio, angular de la escápula, supraespinoso, romboides, redondo mayor, dorsal ancho, iliocostales, coracobraquial, tríceps braquial, deltoides, pronador cuadrado, abductor del meñique.

4.2.11. Intercostales.

- Intercostales externos:
  - Origen: Borde inferior de la costilla (labio externo del canal costal).
  - Inserción: Borde superior de la costilla inmediatamente inferior.
  - Disposición: Desde dorsal hacia ventral.
- Intercostales internos:
  - Origen: Labio externo del canal costal, en el borde inferior de la costilla.
  - Inserción: Borde superior de la costilla inferior.
  - Disposición: Desde ventral hacia dorsal, extendiéndose desde la línea axilar media hasta el borde del esternón.
- Intercostales íntimos:
  - Origen: Labio interno del canal costal.
  - Inserción: Borde superior de la costilla inferior.
  - Disposición: Desde ventral hacia dorsal, comenzando desde el ángulo posterior de la costilla hasta aproximadamente 6 cm del borde esternal.
- Acciones:
  - Los intercostales externos son músculos inspiradores durante la respiración, ayudando a estabilizar la caja torácica. Cuando se contraen de un lado, facilitan la rotación contralateral de la columna torácica.

- Los intercostales internos e íntimos actúan como músculos espiradores y también estabilizan la caja torácica.

- Dolor referido y PGM:

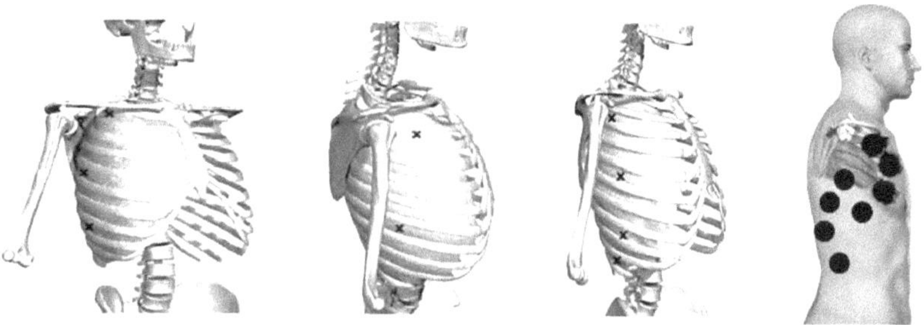

Figura 29. PGM marcados con cruces negras de intercostales externos (primera figura), intercostales internos (segunda figura) y intercostales íntimos (tercera figura). Dolor referido de los músculos intercostales (última figura).

- Síntomas: El dolor referido es local y afecta a la zona intercostal. Se intensifica con la respiración profunda, tos y estornudos. También genera molestias en la rotación del tronco y dolor al levantar el brazo, debido a la limitada movilidad de las costillas.
- Posibles Causas:
  - Cirugía torácica.
  - Traumatismos como fracturas de costilla o contusiones.
  - Procesos catarrales con tos y estornudos.
  - Herpes zóster.
  - Posturas mantenidas en rotación de tronco o con el brazo elevado.
  - Lesiones intratorácicas como neumotórax.
- Diagnóstico Diferencial
  - Herpes zóster.
  - Patologías costales.
  - Síndrome de Tietze.
  - Radiculopatía intercostal.
- Afección de otros músculos con dolor referido similar: serrato anterior, diafragma.

4.2.12. Dorsal ancho.

- Origen: Apófisis espinosas de T6 a L5, sacro (a través de la fascia toracolumbar), costillas de la 9ª a la 12ª y cresta ilíaca.
- Inserción: Surco intertubercular de la corredera bicipital.
- Acciones:
  - Con la espalda fija: Rotación interna, extensión y aducción del hombro.
  - Con ambos lados trabajando: Extensión del tronco.
  - Con el húmero fijo: Permite movimientos como nadar o trepar, y ayuda en la respiración, especialmente durante la inspiración forzada.
- Dolor referido y PGM:

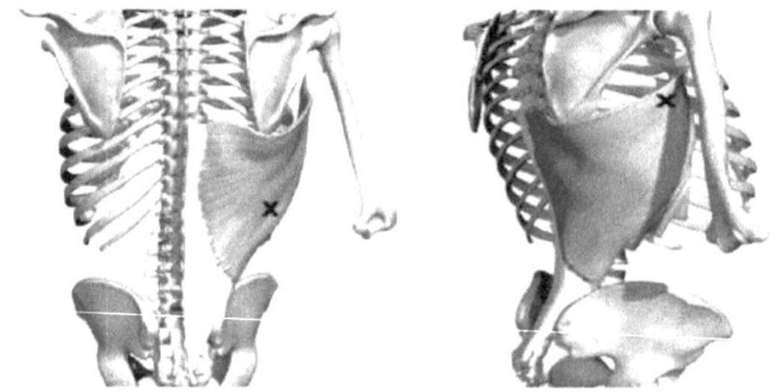

Figura 30. PGM en dorsal ancho.

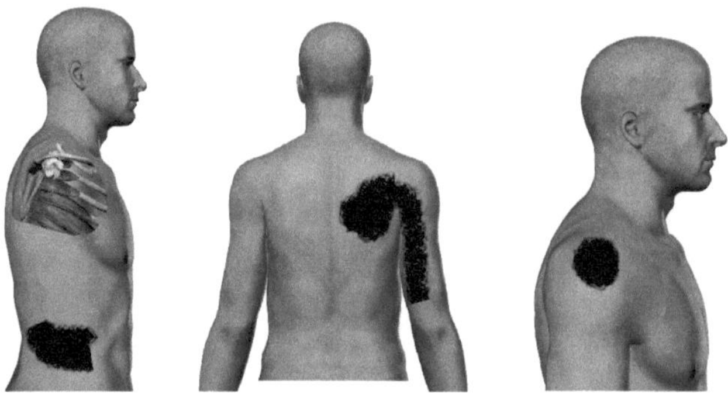

Figura 31. Dolor referido para dorsal ancho.

- Síntomas: Dolor referido en el ángulo de la escápula, la cara medial del brazo (similar a una radiculopatía), la parte anterior del hombro y sobre la cresta ilíaca. El dolor no aumenta con el movimiento o el estiramiento.

- Posibles causas:
  - Levantamiento de pesas.
  - Actividades repetitivas con el brazo por encima de la cabeza, como las dominadas.
  - Trastornos respiratorios.
  - Compresiones, como el uso de sujetadores o dormir de lado.
- Diagnóstico Diferencial:
  - Patología torácica, como enfermedades cardiopulmonares o fracturas de costillas.
  - Radiculopatía C7.
  - Síndrome del plexo braquial.
  - Tendinopatía bicipital.
- Otras alteraciones musculares con dolor similar: Subescapular, pectorales, serrato anterior, diafragma, transverso del abdomen, serrato posterior superior, iliocostal dorsal, longísimo del dorso, braquial anterior, deltoides, coracobraquial, bíceps braquial.

4.2.13. Cuadrado lumbar.

- Origen: Labio interno de la cresta ilíaca y ligamento iliolumbar.
- Inserción: Borde inferior de la 12ª costilla y vértices de las apófisis transversas de L1 a L4.
- Acciones:
  - Unilateral: Inclina lateralmente el tronco hacia el mismo lado.
  - Bilateral: Extiende el tronco.
  - Fija la 12ª costilla, contribuyendo a la respiración durante la inspiración y estabiliza la columna lumbar.
- Dolor referido y PGM:

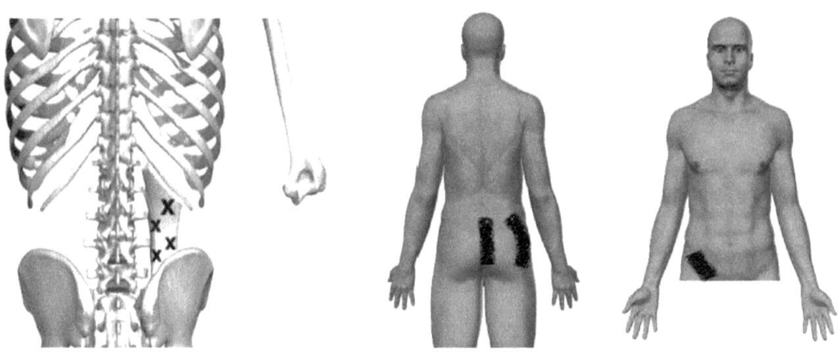

Figura 32. PGM marcados con cruces negras del músculo cuadrado lumbar (primera figura) Dolor referido de los músculos intercostales (segunda y tercera figura).

- Síntomas: Dolor referido en varias áreas, incluyendo la parte baja del abdomen (hasta la ingle), la región baja del glúteo, el área del trocánter mayor del fémur y la articulación sacroilíaca. El dolor es profundo y puede haber hipersensibilidad a la palpación. Las molestias se agravan al levantarse de la cama o de una silla, al caminar con la espalda recta, al estar mucho tiempo de pie o incluso en reposo. El movimiento incrementa el dolor y hay restricción en la flexión e inclinación del tronco. También se puede experimentar dolor al toser o estornudar.
- Posibles causas:
  - Levantamiento de pesos en una postura incorrecta.
  - Traumatismos, como en accidentes de coche.
  - Exposición al frío directo.
  - Giros o inclinaciones bruscas del tronco.
  - Posturas mantenidas en flexión e inclinación del tronco, como al vestirse de pie.
  - Microtraumas repetidos, como en profesiones que implican esfuerzo físico o al correr en superficies inclinadas.
  - Dismetría de miembros inferiores y cojeras.
- Diagnóstico diferencial:
  - Trocanteritis y bursitis trocantérea.
  - Hernia de disco en la región lumbar.
  - Ciatalgia.
  - Disfunción articular lumbar y sacra.
  - Inflamación de la articulación sacroilíaca, que puede incluir espondilitis.
  - Espondilolisis y espondilolistesis.
  - Patología costal.
- Otras musculaturas con dolor similar: Recto abdominal, oblicuos del abdomen, transverso del abdomen, multífidos, rotadores, iliocostal lumbar, longísimo del dorso, psoas ilíaco, pectíneo, glúteos, piriforme, isquiotibiales, tensor de la fascia lata, sóleo.

4.2.14. Diafragma.

- El diafragma tiene tres grupos de fibras:
  - Fibras esternales: Se originan en la parte posterior del proceso xifoides.
  - Fibras costales: Se originan en las costillas 7 a 12.
  - Fibras lumbares: Se originan en las vértebras L1 a L3, desde los cuerpos vertebrales y los arcos lumbocostales (ligamentos).
- Inserción: El diafragma forma el tendón central, que tiene forma de trébol y se encuentra justo debajo del pericardio. No tiene inserción ósea y tiene la apariencia de un paracaídas.
- Acciones: Es el principal músculo de la inspiración. Al contraerse, el tendón central se desplaza hacia abajo y adelante, aumentando el volumen torácico en todas sus dimensiones. Esto ocurre cuando las costillas inferiores están fijas, permitiendo una entrada de aire más efectiva en los pulmones.
- Dolor referido y PGM:

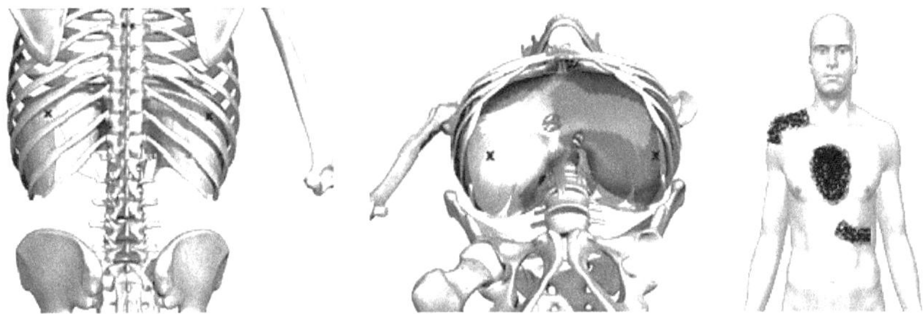

Figura 33. PGM marcados con cruces negras del diafragma (primera y segunda figura) Dolor referido del diafragma (tercera figura).

- Síntomas:
  - Dolor en el hombro homolateral cuando el punto gatillo está en la zona de la cúpula del diafragma.
  - Dolor en la zona costal periférica o precordial.
  - Sensación de pinchazo costal lateral.
  - Sensación de falta de aire y dificultad para respirar profundamente.
- Posibles causas:
  - Ejercicio intenso que requiera respiración rápida o mal coordinada.
  - Tos persistente o enfermedades respiratorias.

- Problemas gástricos debido a la proximidad anatómica del diafragma al estómago.

- Diagnóstico diferencial:
  - Problemas gástricos o hepáticos (por la localización del dolor).
  - Lesiones costales.
  - Patologías respiratorias que causan sensación de falta de aire.
- Alteración de otros músculos con dolor referido similar: pectorales, intercostales, subescapular, oblicuos del abdomen, transverso del abdomen, infraespinoso, dorsal ancho, bíceps braquial, braquial anterior, coracobraquial.

4.2.15. Oblicuos del abdomen.

- Oblicuo externo:
  - Origen: Costillas 5ª a 12ª.
  - Inserción: En los 2/3 anteriores de la cresta ilíaca. En la parte anterior, forma una aponeurosis que se une en la línea alba y se inserta en el pubis.
- Oblicuo interno:
  - Origen: En el ligamento inguinal y en los 2/3 anteriores de la cresta ilíaca (línea intermedia), y también en la fascia toracolumbar.
  - Inserción: Costillas 9ª a 12ª. Además, forma una aponeurosis que rodea al recto del abdomen y se une en la línea alba, extendiéndose hasta los cartílagos costales de la 7ª a la 9ª y una parte al pubis.
- Acciones:
  - Oblicuo externo:
    - Bilateralmente: Flexiona el tronco, da soporte a las vísceras abdominales y facilita funciones como la defecación, micción, parto y espiración.
    - Unilateralmente: Rota el tronco hacia el lado contrario (rotación contralateral), inclina el tronco hacia el mismo lado (inclinación homolateral) y eleva la pelvis.
  - Oblicuo interno:
    - Bilateralmente: Realiza la flexión del tronco y también ayuda en la defecación, micción, parto y espiración.
    - Unilateralmente: Rota e inclina el tronco hacia el mismo lado (rotación e inclinación homolateral) y eleva la pelvis.

- Dolor referido y PGM:

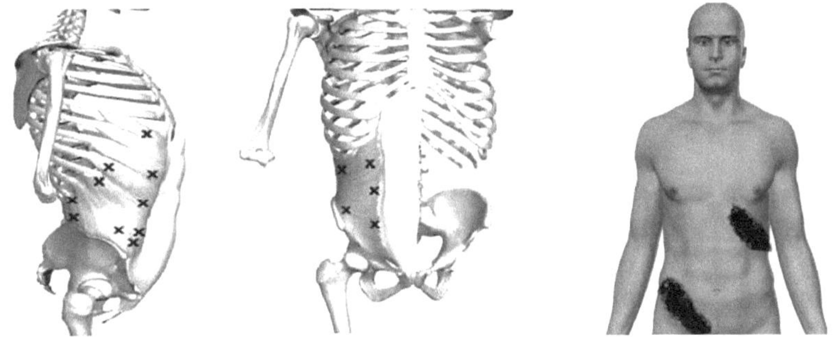

Figura 34. PGM marcados con cruces negras (primera y segunda figura) y dolor referido (tercera figura) de los oblicuos del abdomen.

- Síntomas:
    - Los puntos gatillo miofasciales (PGM) en los oblicuos pueden causar dolor local en varias zonas:
    - Dolor costal.
    - Dolor con sensación de acidez estomacal o dolor en la zona del hígado.
    - Los PGM laterales e inferiores pueden provocar dolor en la ingle y en los testículos.
    - Alteraciones en la micción debido a la afectación del músculo detrusor de la vejiga y del esfínter.
    - Limitación o dolor en los movimientos del tronco, como la inclinación, flexión y rotación.
    - También pueden influir en problemas de respiración o en la evacuación.
- Posibles causas:
    - Parto y embarazo.
    - Patología respiratoria como catarros o tos.
    - Estrés y ansiedad.
    - Ejercicio repetitivo.
    - Traumatismos directos.
    - Alteraciones de las vísceras abdominales.
    - Posturas mantenidas por períodos prolongados.

- Diagnóstico diferencial:
  - Patología visceral abdominal.
  - Patología visceral pélvica.
- Alteración de otra musculatura con dolor referido similar, como el diafragma, recto abdominal, transverso del abdomen, cuadrado lumbar, multífidos, iliocostal dorsal, psoas ilíaco, pectíneo, aductor mediano, aductor menor, y aductor mayor.

4.2.16. Transverso del abdomen.

- Origen:
  - Cresta ilíaca: 2/3 anteriores.
  - Ligamento inguinal.
  - Costillas 7ª a 12ª: En las caras internas de los cartílagos costales.
  - Fascia toracolumbar.
- Inserción: Se une a la aponeurosis del oblicuo interno, para finalmente insertarse en la línea alba y el pubis.
- Acciones:
  - Comprime las vísceras abdominales, lo que ayuda a aplanar el abdomen.
  - Facilita la defecación, micción, parto, y contribuye a la espiración durante la respiración, de manera similar a los oblicuos.
- Dolor referido y PGM:

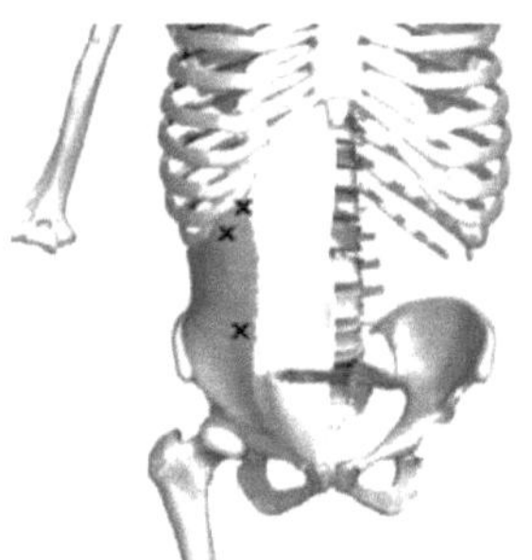
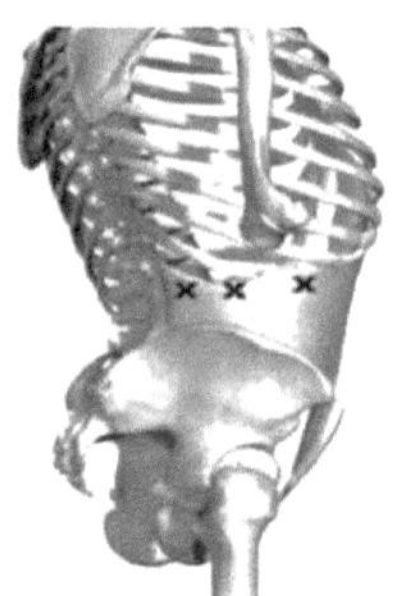
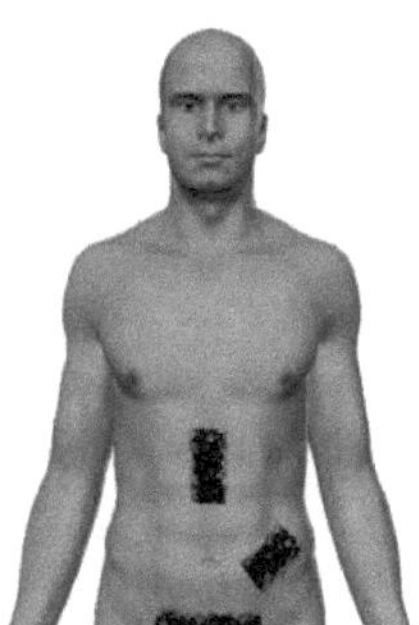

Figura 35. PGM marcados con cruces negras (primera y segunda figura) y dolor referido (tercera figura) del transverso del abdomen.

- Síntomas:
  - Dolor referido en la zona del pubis, que en ocasiones puede irradiarse hacia los testículos.

- Dolor referido en las crestas ilíacas y en la parte anterior del abdomen.
- A veces, dolor en la zona del apéndice xifoides.
- Sensación de dolor similar a una entesitis costal, con molestias al toser.

- Posibles causas:
  - Procesos catarrales y tos.
  - Patología visceral.
  - Traumatismos directos.
  - Estrés y ansiedad.
- Diagnóstico Diferencial
  - Patología visceral abdominal.
  - Patología visceral pélvica.
  - Entesitis costal.
- Alteración de otros músculos con dolor referido parecido, como el diafragma, recto abdominal, oblicuos del abdomen, dorsal ancho, cuadrado lumbar, multífidos, iliocostal dorsal, y pectíneo.

4.2.17. Recto del abdomen.

- Se origina mediante dos tendones:
  - Tendón lateral: en la espina del pubis.
  - Tendón medial: en la sínfisis del pubis.
- Inserción:
  - Los cartílagos costales de las costillas 5 a 7.
  - La apófisis xifoides del esternón.
- Acciones:
  - Flexión de la columna vertebral al traccionar del esternón cuando el pubis es el punto fijo.
  - Contribuye a la espiración al tirar de las costillas hacia abajo.
  - Si las costillas son el punto fijo, eleva la pelvis, disminuyendo la lordosis lumbar y contribuye a la estabilización de la pelvis.
- Dolor referido y PGM:

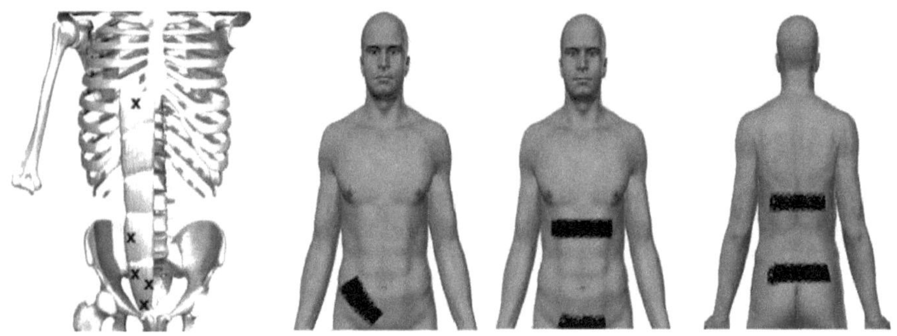

Figura 36. PGM marcados con cruces negras (primera figura) y dolor abdominal referido (segunda, tercera y cuarta figura) del recto del abdomen.

- Síntomas:
  - En los PGM de las fibras superiores, el dolor se refiere a la zona media de la espalda y a la región gástrica, pudiendo provocar molestias digestivas.
  - Los PGM más laterales causan dolor referido en la zona de las espinas ilíacas (en el lado derecho, el dolor puede sentirse cerca del apéndice).
  - Los PGM inferiores provocan dolor en la zona baja de la espalda (incluyendo sacro, ilíacos y la parte alta de los glúteos) y en la región del pubis, lo que puede causar dismenorrea.
- Posibles causas:
  - Alteraciones gástricas (como úlcera).
  - Cicatrices por cirugías.
  - Traumatismos directos.
  - Ejercicio intenso o forzado.
  - Tos persistente.
  - Tensión emocional.
  - Posturas prolongadas en flexión del tronco.
- Diagnóstico diferencial:
  - Patología visceral (apendicitis, alteraciones hepáticas, hernia de hiato).
  - Patología de las vísceras pélvicas (vejiga, ovarios).
  - Patología ginecológica.

- Alteración de otros músculos con dolor referido similar: oblicuos del abdomen, transverso del abdomen, serrato posterior inferior, cuadrado lumbar, multífidos, rotadores, iliocostales, longísimo del dorso, psoas ilíaco, pectíneo, aductor mediano, aductor menor, aductor mayor.

4.2.18. Cuadrado lumbar.

- Origen: Labio interno de la cresta ilíaca y ligamento iliolumbar.
- Inserción: Borde inferior de la 12ª costilla y vértices de las apófisis transversas de las vértebras L1 a L4.
- Acciones:
  - Actuando de forma unilateral, provoca la inclinación homolateral del tronco.
  - Si actúa bilateralmente, contribuye a la extensión del tronco.
  - Fija la 12ª costilla, lo que ayuda durante la inspiración.
  - Estabiliza la columna lumbar.
- Dolor referido y PGM:

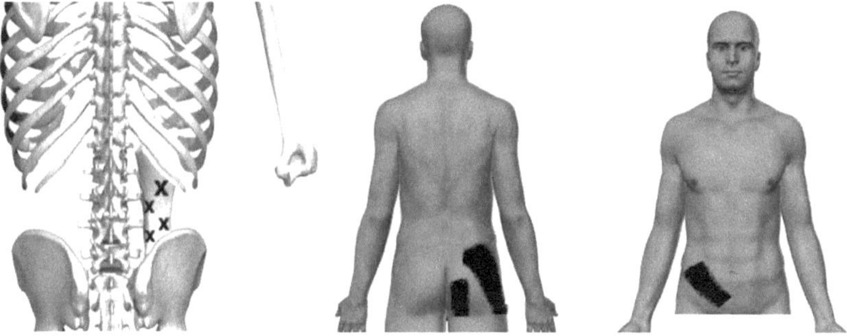

Figura 37. PGM marcados con cruces negras (primera figura) y dolor referido (segunda y tercera figura) del cuadrado lumbar.

- Síntomas:
  - El cuadrado lumbar genera dolor referido en varias zonas, tales como: la región baja del abdomen (que puede extenderse hasta la ingle), la parte inferior del glúteo, el área alrededor del trocánter mayor del fémur, y la articulación sacroilíaca. El dolor es profundo, y en ocasiones hay hipersensibilidad en la zona al ser palpada.
  - Se reportan molestias al levantarse de la cama o de una silla, al caminar con la espalda erguida o al permanecer mucho tiempo de pie, incluso en reposo. Los movimientos agravan considerablemente el dolor. Hay limitación en la flexión y en las inclinaciones del tronco.

También se experimenta dolor al toser o estornudar, ya que el músculo estabiliza la 12ª costilla.

- Posibles causas:
    - Levantamiento de objetos pesados con mala postura.
    - Traumatismos, como en un accidente de coche.
    - Exposición directa al frío en la zona.
    - Movimientos bruscos de giro o inclinación del tronco.
    - Mantener posturas en flexión o inclinación del tronco durante mucho tiempo (por ejemplo, vestirse de pie).
    - Microtraumatismos repetidos (en profesiones como jardineros o limpiadores, o al correr en superficies inclinadas).
    - Diferencias en la longitud de los miembros inferiores o cojeras.
- Diagnóstico diferencial:
    - Trocanteritis o bursitis trocantérea.
    - Hernia de disco en la región lumbar de la columna vertebral.
    - Ciatalgia.
    - Disfunción articular en la columna lumbar o sacra.
    - Inflamación de la articulación sacroilíaca (incluyendo condiciones como espondilitis).
    - Espondilolisis y espondilolistesis.
    - Patologías costales.
- Alteraciones musculares con dolor referido similar: Recto abdominal, oblicuos del abdomen, transverso del abdomen, multífidos, rotadores, iliocostal lumbar, longísimo del dorso, psoas ilíaco, pectíneo, glúteos, piriforme, isquiotibiales, tensor de la fascia lata, sóleo.

4.3. Musculatura del hombro y brazo.

4.3.1. Trapecio.

- Origen:
    - Superior: Línea curva occipital superior y protuberancia occipital externa. Ligamento nucal posterior. Apófisis espinosas de la vértebra C7.
    - Medio: Apófisis espinosas de las vértebras T1 a T5, y ligamentos supraespinosos.
    - Inferior: Apófisis espinosas de las vértebras T6 a T12, y ligamentos supraespinosos.

- Inserción:
    - Superior: Tercio lateral de la clavícula.
    - Medio: Superficie superior de la espina de la escápula y acromion.
    - Inferior: Escápula (tubérculo en el extremo medial de la espina).
- Acciones:
    - Si el punto fijo es la extremidad superior: Cuando actúan bilateralmente, producen extensión del cuello. De manera unilateral, provocan rotación contralateral e inclinación homolateral del cuello, acciones realizadas principalmente por las fibras superiores del trapecio.
    - Si el punto fijo es la columna vertebral: Estabiliza la escápula durante los movimientos del brazo. Las fibras superiores e inferiores contribuyen a la rotación de la escápula (moviendo la glenoides hacia arriba). Las fibras superiores elevan la escápula junto con el músculo angular, mientras que las fibras medias colaboran con las superiores e inferiores en la rotación de la escápula.
- Dolor referido y PGM:

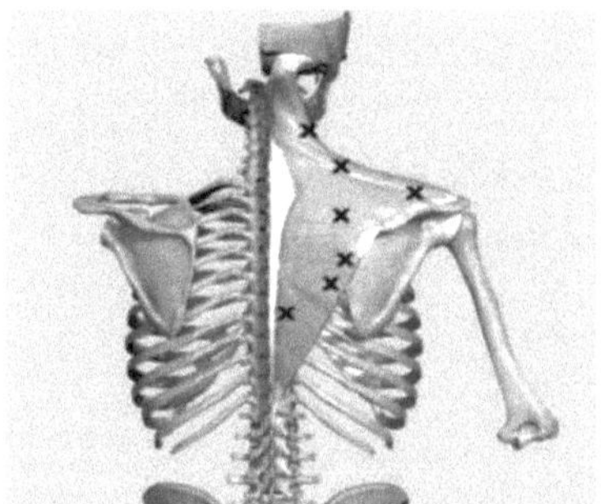
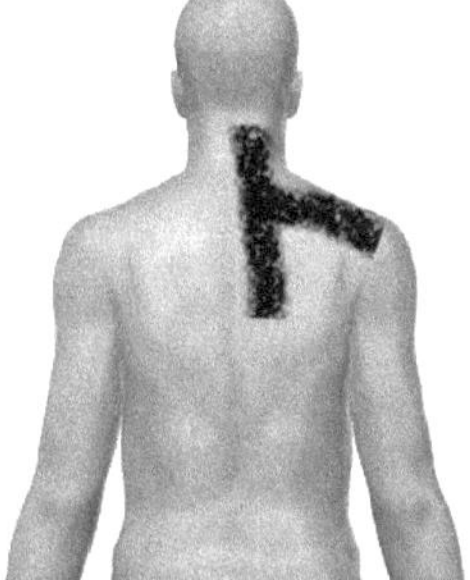
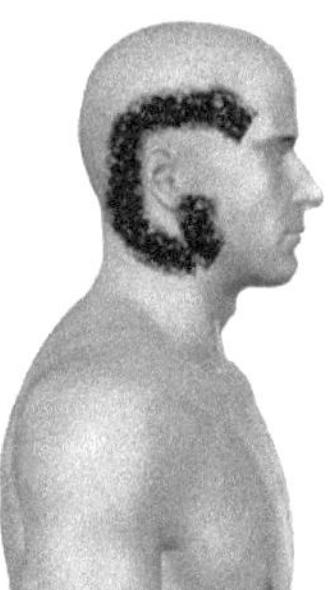

Figura 38. PGM marcados con cruces negras (primera figura) y dolor referido (segunda y tercera figura) del músculo trapecio.

Se localiza un punto gatillo miofascial (PGM) en el ángulo formado por el trapecio, en la base de las cervicales, y otro en dirección al hombro, sobre la espina de la escápula. También es posible encontrar más puntos en la región media del borde medial de la escápula. Es necesario diferenciarlos de otros músculos presentes en la zona, como el ileocostal o los romboides.

- Síntomas:
    - El trapecio es uno de los músculos que contribuye a la cefalea tensional. La presencia de varios PGM puede generar dolor en

diferentes áreas. El dolor irradiado afecta principalmente la nuca, detrás de la oreja, la frente y, en ocasiones, el ángulo de la mandíbula. Otros puntos gatillo irradian dolor hacia la parte posterior del hombro, sobre la espina de la escápula, así como en la base de la cabeza, la nuca, la región dorsal de la espalda y el tercio distal de la espina de la escápula. Los PGM cercanos a las apófisis espinosas provocan dolor más localizado, y otros en el borde medial de la escápula.

- Los pacientes suelen reportar limitación en la movilidad de la columna cervical, acompañada de rigidez en el cuello. Algunos también experimentan molestias debido al peso de abrigos, bolsos o mochilas, que puede causar dolor en los hombros y la escápula. En ciertos casos, los pacientes describen una sensación de escalofrío o piel de gallina en el brazo, a lo largo de su cara lateral, vinculada a los PGM del trapecio.

- Posibles causas:
  - Esguince cervical o "latigazo cervical" (whiplash).
  - Postura corporal alterada con los hombros elevados.
  - Movimientos repetitivos o posturas mantenidas con los brazos elevados por encima de la cabeza.
  - Compresión por ropa pesada, abrigos, bolsos o mochilas.
  - Posturas prolongadas con la cabeza en flexión o extensión.
- Diagnóstico diferencial:
  - Migrañas.
  - Neuralgias.
  - Disfunción articular.
  - Espondilitis anquilosante, por la rigidez y limitación cervical.
  - Artrosis.
- Afectación de otros músculos que pueden causar dolor referido similar: Escalenos, esternocleidomastoideo, digástrico, esplenio, longísimo de la cabeza, semiespinosos, suboccipitales, angular de la escápula, supraespinoso, infraespinoso, romboides, redondo mayor, serrato posterior superior, multífidos, rotadores, iliocostal dorsal, temporal, occipitofrontal, deltoides.

4.3.2. Angular de la escápula.

- Origen: Apófisis transversas de las vértebras C1 a C4.
- Inserción: Ángulo superior de la escápula, entre el ángulo superior y la espina de la escápula.
- Acciones:
  - Si el punto fijo es la escápula:
    - Bilateralmente: Realiza la extensión del cuello.
    - Unilateralmente: Realiza inclinación homolateral y rotación homolateral del cuello.
  - Si el punto fijo son las vértebras cervicales: Eleva la escápula y realiza una depresión de la cavidad glenoidea.
- Dolor referido y PGM:
  - Uno se localiza en la mitad del vientre muscular.
  - Otro se encuentra cerca de la espina de la escápula, en su zona medial.

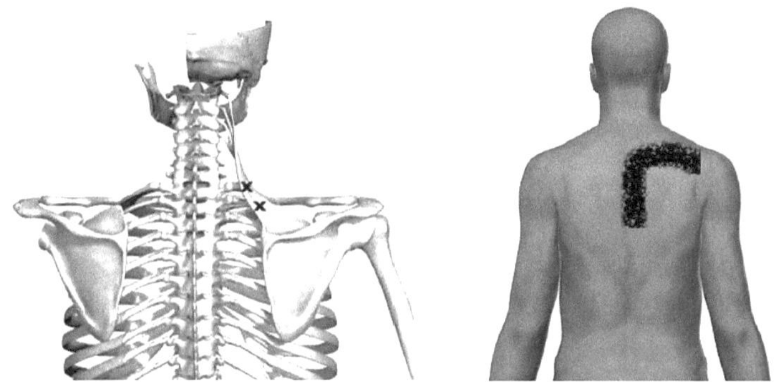

Figura 39. PGM marcados con cruces negras (primera figura) y dolor referido (segunda figura) del músculo angular de la escápula.

- Síntomas:
  - Dolor referido al cuello, borde interno de la escápula, y la zona posterior del hombro.
  - Rigidez y dificultad para mover el cuello, especialmente en la rotación, ya que estará limitada en ambos lados debido al dolor al contraer y estirar el músculo.
- Posibles causas:
  - Posturas mantenidas en elevación de la escápula, como sostener el teléfono entre hombro y oreja o uso de bastones y muletas.

- Ansiedad y estrés.
- Frío directo sobre la zona.
- Presión mantenida, como llevar mochilas o bolsos.
- Mala postura al dormir, como usar una almohada demasiado baja al dormir de lado.

- Diagnóstico diferencial:
  - Disfunción articular o escápula alada.
  - Atrapamiento neurológico.
  - Espondilitis anquilosante (por rigidez).
  - Artrosis.
- Alteración de otros músculos con dolor referido similar: Escalenos, esplenio, trapecio, supraespinoso, infraespinoso, romboides, serrato posterior superior, multífidos, rotadores, deltoides, tríceps braquial.

4.3.3. Romboides (mayor y menor).

- Mayor:
  - Origen: Apófisis espinosas de las vértebras T2 a T5 y ligamento supraespinoso.
  - Inserción: Borde interno de la escápula.
- Menor:
  - Origen: Apófisis espinosas de las vértebras C7 y T1, y ligamento cervical posterior común.
  - Inserción: Borde interno de la escápula.
- Acciones: Ambos músculos aproximan las escápulas entre sí. Dado que las fibras son oblicuas, también provocan una báscula interna de la escápula, moviendo la glenoides hacia abajo.
- Dolor referido y PGM:

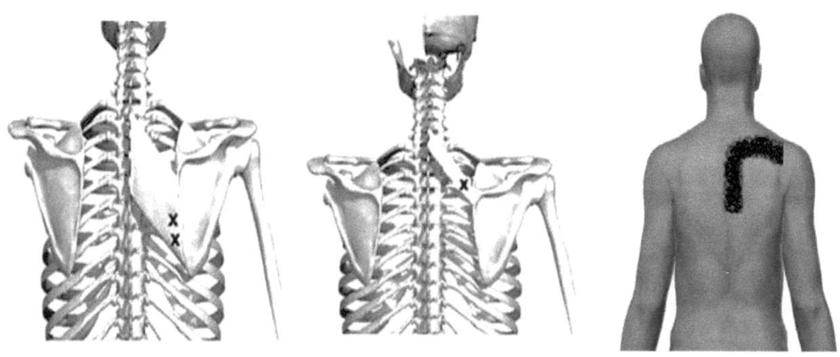

Figura 40. PGM del músculo romboides mayor (primera figura) marcados con cruces negras y romboides menor (segunda figura) y dolor referido (tercera figura).

- Síntomas: El dolor referido se localiza en el borde interno de la escápula. Algunos pacientes reportan crujidos o crepitación al mover el brazo.
- Posibles causas:
  - Mantener posturas en flexión y abducción del brazo (como al pintar una pared).
  - Posturas prolongadas con los hombros en rotación interna (como al estudiar, coser, etc.).
  - Escoliosis.
  - Cirugías torácicas.
- Diagnóstico diferencial: Disfunción articular entre la escápula y el hombro.
- Afección de otros músculos con dolor referido similar: Escalenos, trapecio, elevador de la escápula, infraespinoso, serrato posterior superior, multífidos, rotadores, iliocostal dorsal.

4.3.4. Pectoral menor.

- Origen: Costillas 3 a 5, cerca de los cartílagos costales, con una parte en la aponeurosis y en los músculos intercostales.
- Inserción: Apófisis coracoides de la escápula, extendiéndose también al borde medial y la superficie superior de esta.
- Acciones:
  - Si las costillas son el punto fijo, realiza una antepulsión del hombro (también lo desciende), tirando de la apófisis coracoides hacia abajo y rotando la escápula, separando el ángulo inferior y alejándola de las costillas.
  - Si la apófisis coracoides es el punto fijo, actúa como un músculo inspirador durante la respiración forzada.
- Dolor referido y PGM:

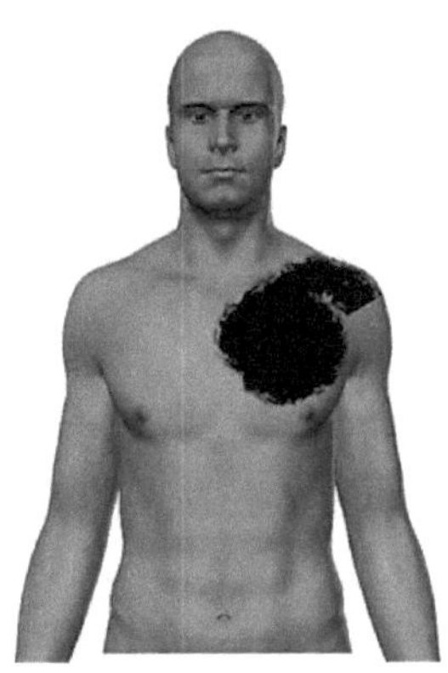 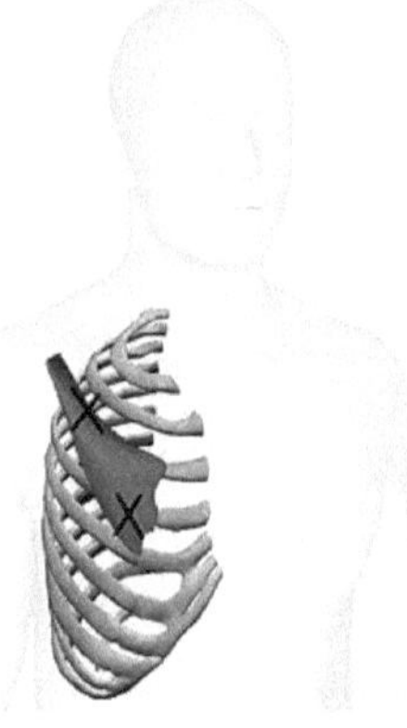

Figura 41. Dolor referido representado en negro (primera figura) y PGM representado con cruces negras (segunda figura) del músculo pectoral menor.

- Síntomas:
  - Dolor referido en el hombro, en el pecho (área precordial) y en la cara interna del brazo. También puede haber dolor referido en la región mamaria (telalgia).
  - Existe la posibilidad de compresión del plexo braquial o incluso de estructuras vasculares, lo que puede causar restricciones en los movimientos del brazo o dificultad al realizarlos.
- Posibles causas:
  - Latigazo cervical (whiplash).
  - Problemas en el sistema respiratorio.
  - Traumatismos directos en la zona.
  - Compresiones en el área (como las causadas por una mochila o tirantes de ropa).
- Diagnóstico diferencial:
  - Síndrome del desfiladero torácico.
  - Tendinopatía del bíceps (muchos pacientes son diagnosticados erróneamente con esta condición).
  - Problemas vasculares.
- Afección de otros músculos con dolor referido similar: Escalenos, subescapular, pectoral mayor, infraespinoso, serrato anterior, diafragma, serrato posterior superior, dorsal ancho, coracobraquial, deltoides, bíceps braquial, extensor común de los dedos, tríceps braquial, flexor

común de los dedos, pronador cuadrado, abductor del meñique, braquial anterior.

4.3.5. Pectoral mayor

- Origen:
  - Porción clavicular: Se origina en el tercio medio del borde anterior de la clavícula.
  - Porción esternal: Se localiza en la parte frontal del esternón, aproximadamente hasta la altura del sexto y séptimo cartílago costal. También se inserta en dichos cartílagos costales y en la aponeurosis del músculo oblicuo del abdomen.
- Inserción: El pectoral mayor se inserta en el labio externo del surco bicipital del húmero, con un tendón que se divide en dos partes: una profunda y otra más superficial.
- Acciones:
  - Realiza la aducción y rotación interna de la articulación glenohumeral, con el esternón como punto fijo.
  - Con los brazos fijos, ambos pectorales actúan como músculos inspiratorios durante la respiración forzada.
  - La porción clavicular también participa en la flexión de la articulación glenohumeral, mientras que la porción esternal realiza la extensión de dicha articulación y, durante la acción de trepar, tracciona el tronco hacia adelante y hacia arriba.
- Dolor referido y PGM:

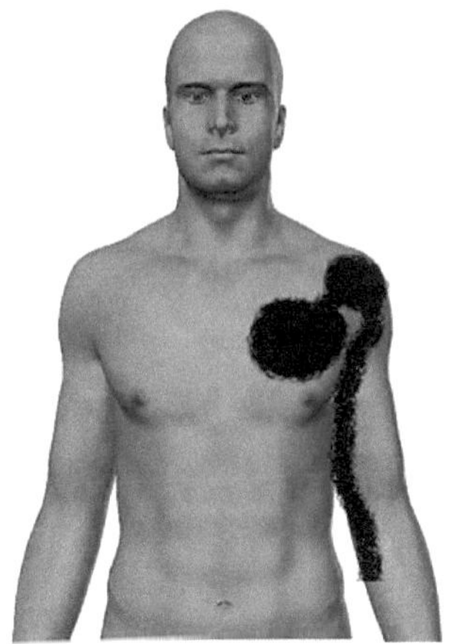

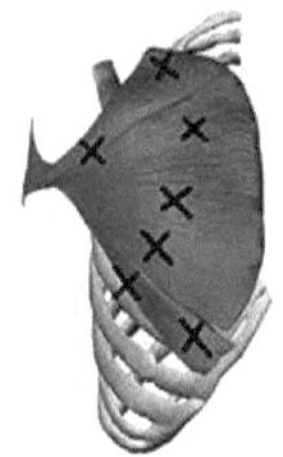

Figura 42. Dolor referido representado en negro (primera figura) y PGM representado con cruces negras (segunda figura) del músculo pectoral mayor.

- Síntomas:
  - Aunque el pectoral menor suele generar más clínica, los puntos gatillo del pectoral mayor pueden referir dolor de la porción clavicular hacia el hombro, mientras que la porción esternal puede generar dolor referido en el pecho, zona precordial e incluso en la región medial del antebrazo y los tres últimos dedos, lo que puede confundirse con un dolor de infarto de miocardio. Los puntos más laterales pueden provocar dolor en la región del pezón, causando hipersensibilidad.
  - Estos puntos gatillo también restringen la abducción y extensión de la articulación glenohumeral, pudiendo afectar músculos vecinos como el esternocleidomastoideo debido a su inserción en la clavícula.
- Posibles causas:
  - Sobrecargas (frecuentes en actividades de gimnasio).
  - Postura prolongada con los hombros en rotación interna (como al estudiar con los codos apoyados).
  - Ansiedad, dado que el pectoral mayor es un músculo accesorio en la respiración.
  - Después de un infarto, debido al dolor en las zonas del músculo que pueden activar los puntos gatillo.
- Diagnóstico diferencial:
  - Infarto de miocardio.
  - Tendinopatía del bíceps braquial, por el dolor en la zona del tendón bicipital de la porción clavicular.
  - Radiculopatía C7-C8 o síndrome del plexo braquial.
  - Problemas respiratorios en la región torácica.
  - Síndrome de Tietze.
  - Epitroclealgia.
- Afección de otros músculos con dolor referido similar: Deltoides, escalenos, subescapular, subclavio, pectoral menor, serrato anterior, diafragma, infraespinoso, serrato posterior superior, dorsal ancho, bíceps braquial, tríceps braquial, flexor común de los dedos, pronador cuadrado, abductor del meñique, coracobraquial, extensor común de los dedos.

4.3.6. Deltoides

- Origen:
  - Fibras anteriores: Borde anterior de la porción lateral de la clavícula.
  - Fibras medias: Acromion de la escápula.
  - Fibras posteriores: Espina de la escápula.
- Inserción: Las tres porciones del músculo deltoides se insertan en la tuberosidad deltoidea del húmero.
- Acciones:
  - Principalmente, el deltoides realiza la abducción del hombro, con las fibras medias como las más activas en este movimiento.
  - Las fibras anteriores y posteriores estabilizan la cabeza humeral durante la abducción.
  - Las fibras anteriores también contribuyen a la flexión y rotación interna del hombro, mientras que las fibras posteriores son responsables de la extensión y rotación externa.
  - Si el hombro está a 90º de abducción, las fibras anteriores actúan como aductoras por delante, y las posteriores como aductoras por detrás.
- Dolor referido y PGM:

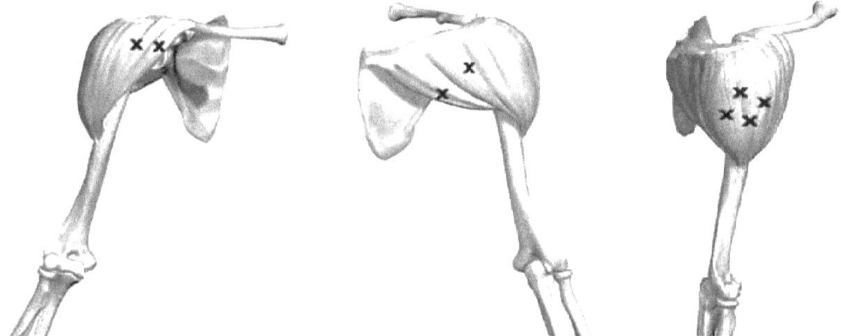

Figura 43. PGM representado con cruces negras de las fibras anteriores (figura primera), fibras posteriores (figura segunda), y fibras medias (figura tercera) del músculo deltoides.

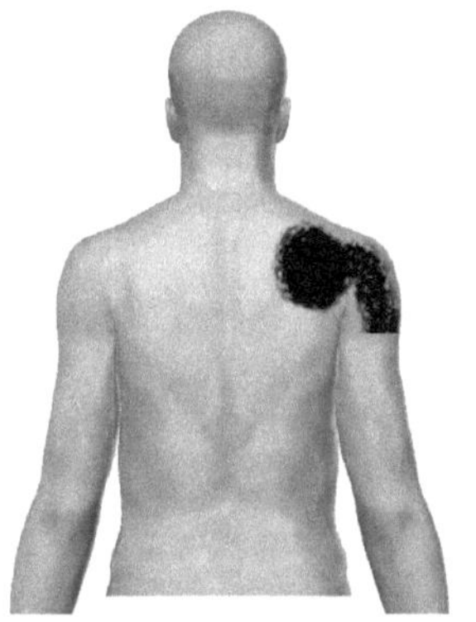 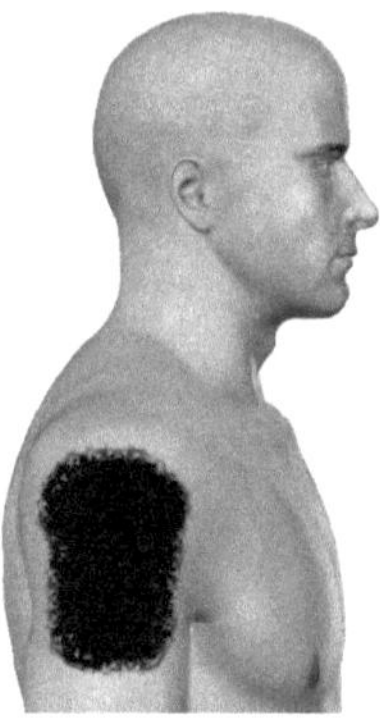

Figura 44. Dolor referido representado en negro del músculo deltoides.

- Síntomas:
  - El dolor referido suele localizarse en la parte lateral y posterior del hombro, y en ocasiones puede irradiar hacia la zona anterior. También puede presentarse en el brazo, aunque no suele llegar hasta el codo, quedando concentrado en el vientre muscular. En algunos casos, puede haber dolor en reposo.
  - Hay una limitación notable en la movilidad del hombro, y el dolor se incrementa con el movimiento. Los pacientes pueden reportar dificultad para abducir el hombro o realizar tareas cotidianas, como llevarse un tenedor a la boca.
- Posibles causas:
  - Zona posterior:
    - Inyecciones intramusculares.
    - Ejercicio excesivo, como esquí.
    - Traumatismo directo.
  - Zona media:
    - Movimientos repetitivos en abducción.
    - Posturas mantenidas con el hombro en aducción.
    - Traumatismo directo.
  - Zona anterior:
    - Traumatismo directo.
    - Sostenerse de algo para evitar una caída.
    - Movimientos repetitivos con los brazos por encima del nivel del hombro (como pintar una pared).

- Diagnóstico diferencial:
  - Radiculopatía en las raíces nerviosas C5-C6, C6-C7.
  - Bursitis subacromial o subdeltoidea.
  - Artritis.
- Disfunción articular: Afección de otros músculos con dolor referido similar: Subescapular, pectorales, diafragma, trapecio, elevador de la escápula, supraespinoso, infraespinoso, redondos, serrato posterior, dorsal ancho, iliocostal dorsal, braquial anterior, coracobraquial, bíceps braquial, tríceps braquial.

4.3.7. Supraespinoso.

- Origen: Fosa supraespinosa de la escápula.
- Inserción: Carilla superior del troquíter del húmero.
- Acciones:
  - Junto con el resto de los músculos del manguito rotador, mantiene la cabeza humeral en la fosa glenoidea.
  - Realiza la abducción del hombro en los primeros grados (aproximadamente los primeros 15°).
- Dolor referido y PGM:

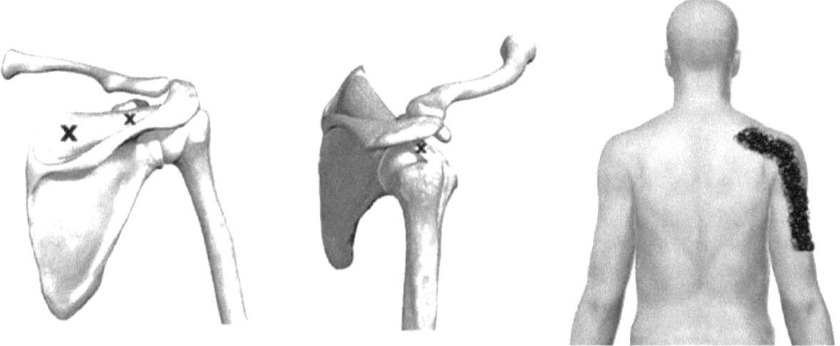

Figura 45. PGM representado con cruces negras (primera y segunda figura) y dolor referido representado en negro (tercera figura) del supraespinoso.

- Síntomas:
  - Dolor referido en la cara lateral del brazo y del hombro, que a veces llega hasta el epicóndilo.
  - Dolor nocturno y en reposo.

- Dificultad para elevar el brazo por encima del hombro (afectando actividades como alcanzar objetos, peinarse, o lavarse los dientes).
- Limitación en la abducción del hombro.

- Posibles causas:
  - Trabajos repetitivos o posturas prolongadas con los brazos por encima del hombro (por ejemplo, al realizar dominadas en barra).
  - Cargar peso con los brazos en ligera abducción de hombro (como al cargar bolsas de la compra con los brazos algo separados).
  - Diagnóstico diferencial
  - Bursitis deltoidea o subacromial.
  - Radiculopatía de C5-C6.
  - Capsulitis.
  - Tendinopatía de la musculatura del hombro.
  - Epicondilalgia.
- Dolor referido por alteración de otros músculos como: Escalenos, subclavio, trapecio, angular de la escápula, redondo mayor, serrato posterior superior, tríceps braquial, deltoides, ancóneo, braquiorradial, y extensor común de los dedos.

4.3.8. Infraespinoso.

- Origen: Fosa infraespinosa de la escápula.
- Inserción: Carilla media del troquíter del húmero.
- Acciones:
  - Junto con el resto de los músculos del manguito rotador, ayuda a mantener la cabeza humeral en la cavidad glenoidea.
  - Realiza la rotación externa del hombro.
- Dolor referido y PGM:

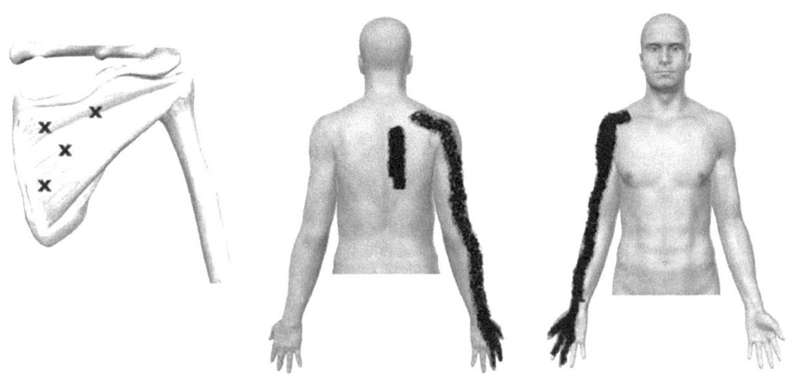

Figura 46. PGM representado con cruces negras (primera figura) y dolor referido representado en negro (segunda y tercera figura) del infraespinoso.

- Síntomas:
  - Dolor referido en la cara anterior del hombro, extendiéndose hacia la zona del vientre muscular del bíceps braquial y, en ocasiones, hacia el antebrazo y los tres primeros dedos.
  - Los puntos gatillo más proximales pueden generar dolor en el borde medial de la escápula.
  - Dolor nocturno y molestias al intentar flexionar el hombro por encima de la cabeza o al moverlo hacia atrás (dificultad reportada por mujeres al abrocharse el sujetador).
- Posibles causas:
  - Posturas mantenidas con el brazo elevado o en extensión.
  - Traumatismos directos con el hombro en rotación interna (por ejemplo, al caer y agarrarse a una barandilla o apoyarse en los esquís para evitar una caída).
- Diagnóstico diferencial:
  - Tendinopatía del bíceps braquial.
  - Hombro congelado.
  - Radiculopatía de C5-C6.
  - Artritis.
- Dolor referido por alteración de otros músculos como: Escalenos, subescapular, subclavio, pectorales, diafragma, trapecio, angular de la escápula, romboides, dorsal ancho, multífidos, rotadores, iliocostal

dorsal, braquial anterior, bíceps braquial, coracobraquial, deltoides, y extensor del índice.

4.3.9. Redondo menor.

- Origen: Borde lateral de la escápula (superficie dorsal).
- Inserción: Troquíter del húmero, diáfisis del húmero, y cápsula de la articulación glenoidea.
- Acciones: Colabora con los músculos del manguito rotador para mantener la cabeza del húmero en la cavidad glenoidea. Facilita la rotación externa del hombro y una ligera aducción del mismo.
- Dolor referido y PGM:

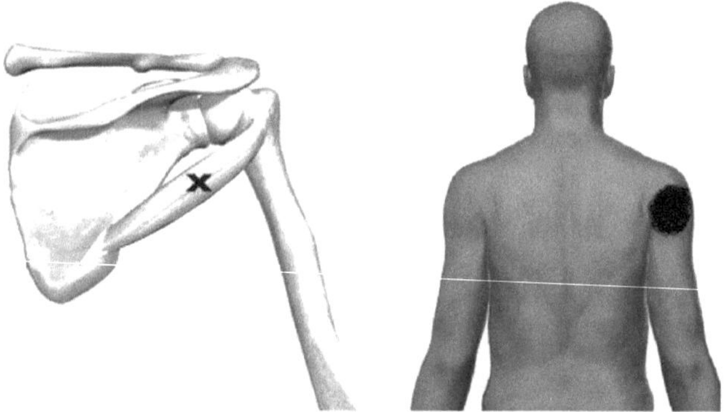

Figura 47. PGM representado con cruces negras (primera figura) y dolor referido representado en negro (segunda figura) del músculo redondo menor.

- Síntomas: Dolor irradiado en la parte lateral del brazo, cerca del deltoides y bajo la cabeza del húmero, en forma de brazalete. Aunque no restringe el movimiento, el dolor aumenta al intentar elevar o llevar el brazo hacia atrás.
- Posibles Causas:
  - Traumatismos directos con el hombro en rotación interna (por ejemplo, al caer y sujetarse a una barandilla, o al esquiar con apoyo fuerte en los esquís).
  - Accidentes automovilísticos al sujetar el volante.
  - Posturas mantenidas con el brazo elevado o extendido hacia atrás (como en el voleibol).

- Diagnóstico Diferencial:
  - Bursitis deltoidea.
  - Disfunción articular.
  - Otras alteraciones musculares con dolor similar: Deltoides.

4.3.10. Redondo mayor.

- Origen: Cara dorsal del ángulo inferior de la escápula.
- Inserción: Labio menor de la corredera bicipital en el húmero.
- Acciones: Facilita la extensión del hombro desde una posición flexionada, aducción y rotación interna.
- Dolor referido y PGM:

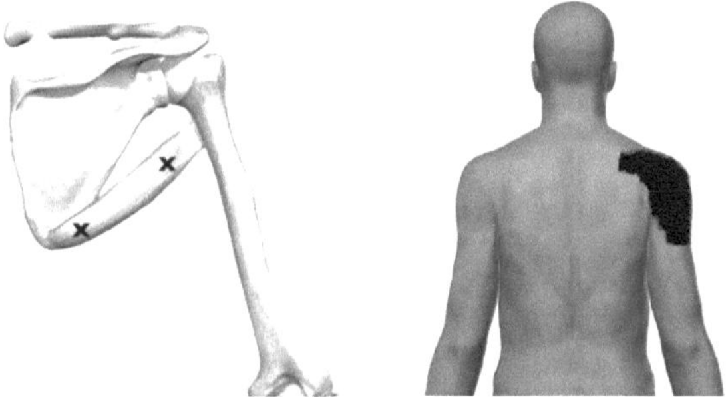

Figura 48. PGM representado con cruces negras (primera figura) y dolor referido representado en negro (segunda figura) del músculo redondo mayor.

- Síntomas: Dolor profundo en la zona posterior del hombro, cerca del deltoides. Los pacientes pueden experimentar hiperalgesia, con dolor que aumenta con estímulos mínimos y que puede ser persistente en reposo. El dolor se intensifica al elevar el brazo por encima de la cabeza.
- Posibles causas:
  - Actividades o posturas que resisten la rotación interna del hombro.
  - Posturas o actividades mantenidas con el brazo elevado por encima del nivel del hombro.
- Diagnóstico diferencial:
  - Bursitis subacromial o deltoidea.
  - Síndrome del plexo braquial o síndrome del desfiladero torácico.
  - Calcificaciones en el tendón del supraespinoso.
  - Radiculopatía de C5-C6 o C6-C7.

- Otras alteraciones musculares con dolor similar: Trapecio, angular de la escápula, supraespinoso, serrato posterior superior, iliocostal dorsal, tríceps braquial, deltoides.

4.3.11. Subescapular.

- Origen: Fosa escapular. También en la fascia que separa este músculo del redondo mayor y la porción larga del tríceps braquial.
- Inserción: Troquín del húmero y la parte anterior de la cápsula de la articulación glenohumeral.
- Acciones:
  - Rotación interna del hombro.
  - Contribuye a la estabilización de la articulación glenohumeral, manteniendo la cabeza del húmero en la cavidad glenoidea.
- Dolor referido y PGM:

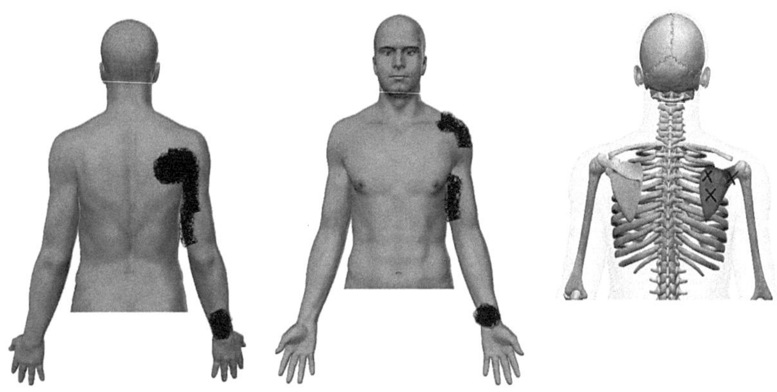

Figura 49. Dolor referido representado en negro (figura primera y segunda) y PGM representado con cruces negras (última figura) del músculo subescapular.

- Síntomas:
  - Dolor irradiado en el hombro, el brazo por su cara interna, la muñeca (en su parte dorsal y ventral), y en ocasiones el codo. El paciente también puede presentar alodinia e hiperalgesia. Se siente dolor al flexionar el hombro a 90º y una notable limitación en la abducción. El dolor aumenta durante la abducción combinada con rotación externa.

- Sensación de hombro congelado debido a la restricción de movimiento; estos pacientes experimentan dolor tanto en reposo como durante el movimiento, especialmente al intentar alcanzar objetos ubicados por encima de la cabeza.

- Posibles causas:
  - Posturas mantenidas en rotación interna del hombro (como al usar un cabestrillo).
  - Esfuerzos en rotación interna del hombro (como al nadar estilo crol).
  - Caídas donde se utiliza el brazo para amortiguar el impacto.
  - Tras una dislocación o fractura.
- Diagnóstico diferencial:
  - Hombro en pacientes con hemiplejia.
  - Hombro con limitación de movimiento debido a adherencias.
  - Síndromes neurológicos como el del plexo braquial o del desfiladero torácico.
  - Problemas en la muñeca.
- Afección de otros músculos con dolor referido similar: Pectorales, serrato anterior, diafragma, dorsal ancho, infraespinoso, braquial anterior, extensor común de los dedos, extensor cubital, extensor del índice, flexor radial del carpo, coracobraquial, bíceps braquial, pronador cuadrado.

4.3.12. Subclavio.

- Origen: Primera costilla y la unión costocondral de esta.
- Inserción: Surco del tercio medio de la clavícula, en su superficie interna.
- Acciones: Tracciona la clavícula hacia abajo y adelante (ayuda a estabilizarla durante los movimientos del hombro). También contribuye a la depresión del hombro.
- Dolor referido y PGM:

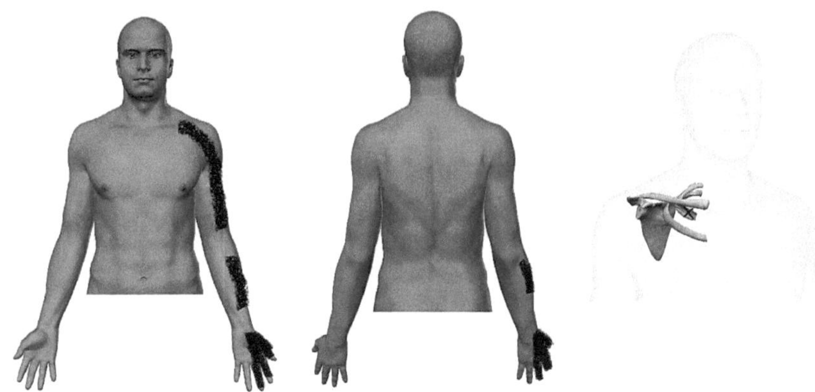

Figura 50. Dolor referido representado en negro (figura primera y segunda) y PGM representado con cruces negras (última figura) del músculo subclavio.

- Síntomas: Dolor referido en la región pectoral, debajo de la clavícula, en el brazo (especialmente en el área del bíceps braquial), en la parte lateral del antebrazo, e incluso en los primeros tres dedos de la mano. En ocasiones, puede presentarse como un síndrome vascular.
- Posibles causas:
  - Fracturas y dislocaciones de la clavícula.
  - Movimientos repetitivos del hombro.
  - Posturas prolongadas con el hombro en depresión.
- Diagnóstico diferencial:
  - Infarto de miocardio (debido al dolor irradiado en el pecho y el brazo).
  - Epicondilalgia.
  - Neuralgia del plexo braquial.
- Afección de otros músculos con dolor referido similar: Escalenos, pectoral mayor, supraespinoso, infraespinoso, pronador redondo, bíceps braquial, braquiorradial, extensor del índice, supinador.

4.3.13. Bíceps braquial.

- Origen: El fascículo corto se origina en la apófisis coracoides de la escápula, mientras que el fascículo largo proviene de la cápsula de la articulación glenohumeral y del tubérculo supraglenoideo de la escápula.
- Inserción: Se inserta en la tuberosidad del radio y en la fascia del antebrazo a través de la aponeurosis bicipital.

- Acciones: El bíceps braquial participa en la flexión del codo y es un potente supinador del antebrazo. La porción larga contribuye a la estabilización de la cabeza humeral en la fosa glenoidea y también ayuda en la flexión del hombro.
- Dolor referido y PGM:

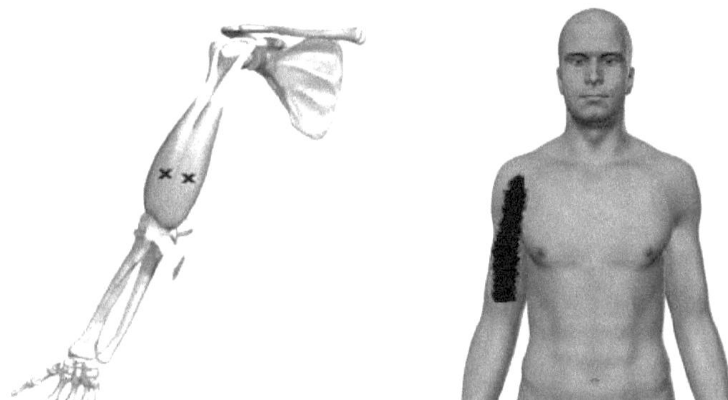

Figura 51. PGM representado con cruces negras (primera figura) y dolor referido representado en negro (segunda figura) del músculo bíceps braquial.

- Síntomas: El dolor se localiza en la parte anterior del hombro, siendo un dolor superficial que se extiende por la parte ventral del brazo y hasta la zona de la flexura del codo. El movimiento se ve restringido debido al dolor, especialmente al palpar las inserciones tendinosas tanto en las regiones distales como proximales. El dolor no suele presentarse durante la noche.
- Posibles causas:
  - Actividades repetitivas como levantamiento de pesas en el gimnasio o el uso continuo de herramientas que involucren movimientos de prono-supinación.
  - Síndrome de atrapamiento subacromial.
  - Inmovilización prolongada del brazo (por ejemplo, cuando se lleva en cabestrillo).
  - Sobrecargas agudas, como levantar objetos pesados de manera repentina.
- Diagnóstico diferencial:
  - Bursitis subdeltoidea o subacromial.
  - Artritis o artrosis.

- Radiculopatía de C5.
- Disfunciones articulares.
- Tendinopatía del tendón del bíceps.

- Otras alteraciones musculares con dolor referido similar: Subescapular, subclavio, pectorales, diafragma, infraespinoso, dorsal ancho, braquial anterior, coracobraquial, deltoides y supinador corto.

4.3.14. Tríceps braquial.

- Origen:
  - Porción larga del tríceps: Tuberosidad infraglenoidea de la escápula.
  - Vasto interno: Parte posterior del húmero, sobre el surco radial.
  - Vasto externo: Parte posterior del húmero, desde el surco radial hasta casi el codo.
- Inserción: Los tres fascículos se unen en un tendón común que se inserta en el olécranon y la fascia del antebrazo.
- Acciones: Extensión del codo. La porción larga también colabora en la aducción del hombro.
- Dolor referido y PGM:

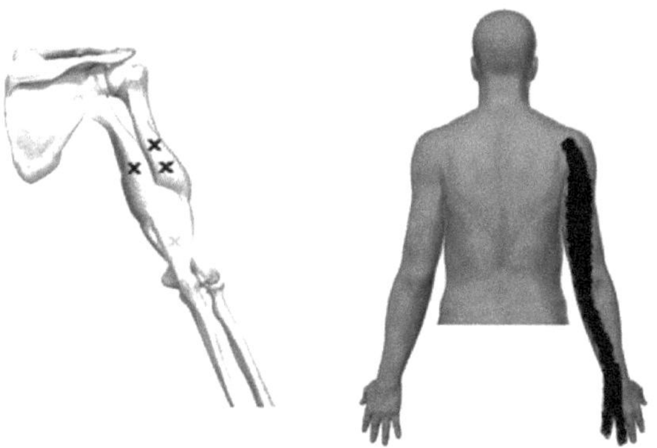

Figura 52. PGM representado con cruces negras (primera figura) y dolor referido representado en negro (segunda figura) del músculo tríceps braquial.

- Síntomas: Dolor difuso en la parte posterior del brazo, que se extiende hacia el hombro, el codo (posterior y lateral, en el epicóndilo) y los dos últimos dedos. Se agrava con actividades que requieren extensión completa del codo.

- Posibles causas:
  - Movimientos repetitivos que implican extensión de codo, como en deportes (tenis, golf).
  - Posturas mantenidas con el codo flexionado, especialmente sin apoyo (conducir, jugar videojuegos).
  - Sobrecargas o presión prolongada (apoyarse mal en reposabrazos o usar muletas).
- Diagnóstico diferencial:
  - Epicondilalgia.
  - Bursitis olecraniana.
  - Radiculopatía C7-C8.
  - Síndrome del desfiladero torácico.
  - Atrapamiento del nervio cubital o radial.
- Otras alteraciones musculares: Serrato anterior, angular de la escápula, supraespinoso, redondo mayor, coracobraquial, ancóneo, braquiorradial, entre otros.

4.3.15. Braquial anterior.

- Origen: Mitad distal de la diáfisis del húmero, en la parte anterior.
- Inserción: Apófisis coronoides y tuberosidad del cúbito.
- Acciones: Flexión del codo, independientemente de la posición del antebrazo (supinación o pronación).
- Dolor referido y PGM:

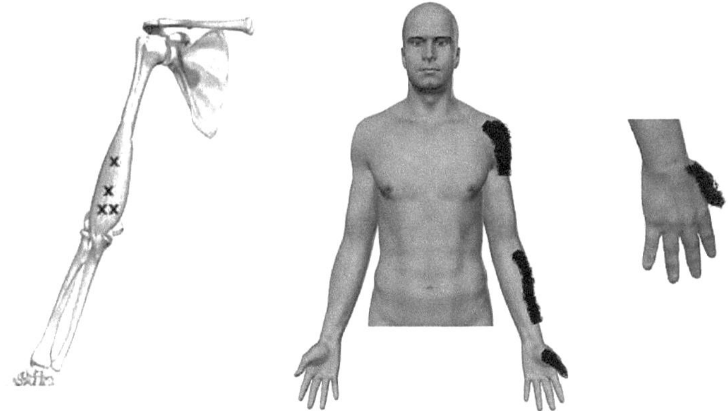

Figura 53. PGM representado con cruces negras (primera figura) y dolor referido representado en negro (segunda y tercera figura) del músculo braquial anterior.

- Síntomas: Dolor referido principalmente al pulgar, pero también puede aparecer en la cara anterior del hombro y a lo largo de la parte ventral del brazo. El dolor no limita ni la flexión ni la extensión del codo.
- Posibles causas: Sobrecarga o acciones repetitivas que implican la flexión del codo, como planchar o cargar bolsas pesadas.
- Diagnóstico diferencial:
  - Síndrome de De Quervain.
  - Radiculopatía C5-C6.
  - Rizartrosis.
  - Síndrome del túnel carpiano.
- Otras posibles alteraciones musculares incluyen: subescapular, pectorales, infraespinoso, coracobraquial, bíceps braquial, braquiorradial, entre otros.

4.3.16. Coracobraquial.

- Origen: Apófisis coracoides de la escápula.
- Inserción: Cara medial de la diáfisis del húmero.
- Acciones: Flexión y aducción del hombro.
- Dolor referido y PGM:

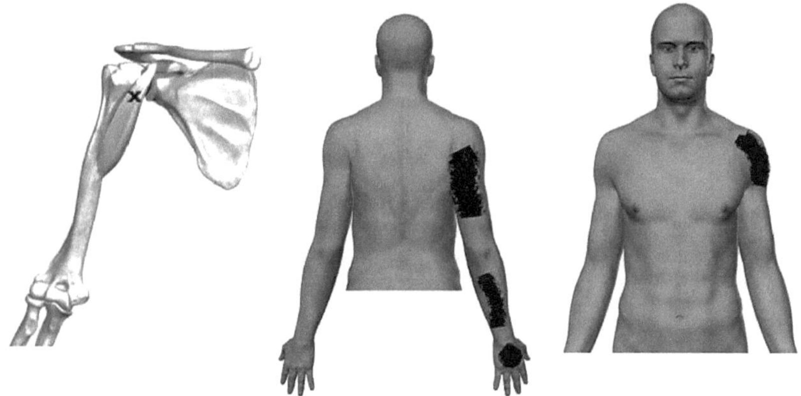

Figura 54. PGM representado con cruces negras (primera figura) y dolor referido representado en negro (segunda y tercera figura) del músculo coracobraquial.

- Síntomas: Dolor referido en la zona anterior del hombro, con irradiación hacia la zona dorsal del brazo y antebrazo, llegando al dorso de la mano.

El dolor no afecta ni el codo ni la muñeca, pero se intensifica al llevar el brazo hacia atrás con el codo doblado.

- Posibles causas:
    - Actividades repetitivas que implican la flexión y aproximación del hombro (por ejemplo, limpiar cristales).
    - Posturas prolongadas con el hombro en flexión o aducción (como malas posturas al dormir).
- Diagnóstico diferencial:
    - Radiculopatía C5-C6, C6-C7.
    - Síndrome del túnel carpiano.
    - Atrapamiento del plexo braquial.
    - Bursitis subacromial o subdeltoidea.
    - Disfunción articular.
- Otras posibles alteraciones musculares: subescapular, pectorales, diafragma, infraespinoso, dorsal ancho, braquial anterior, bíceps braquial, tríceps braquial, deltoides, entre otros.

4.4. Musculatura del antebrazo y de la mano.

4.4.1. Ancóneo.

- Origen: Epicóndilo del húmero.
- Inserción: Olécranon del cúbito.
- Acciones: Extensión del codo.
- Dolor referido y PGM:

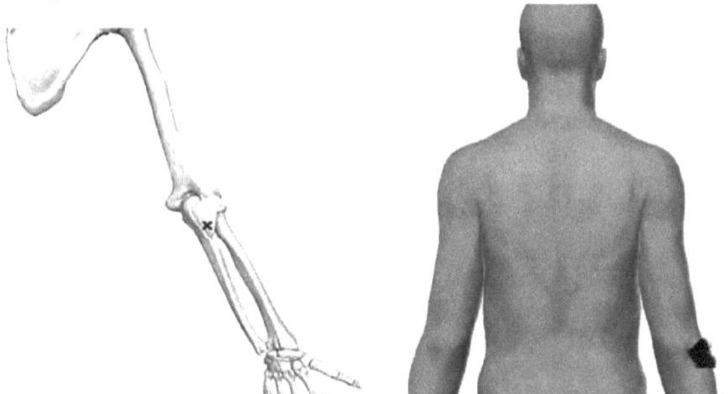

Figura 55. PGM representado con cruces negras (primera figura) y dolor referido representado en negro (segunda figura) del músculo ancóneo.

- Síntomas: Dolor referido localizado en el epicóndilo del codo.
- Posibles causas:

- Actividades repetitivas que implican la extensión del codo (como en deportes de raqueta como tenis o golf).
- Posturas mantenidas con el codo en flexión, especialmente si no está apoyado (como al conducir, jugar videojuegos, etc.).
- Presión o sobrecarga prolongada (como estar mal apoyado en el reposabrazos o usar muletas).

- Diagnóstico diferencial:
  - Epicondilalgia.
  - Bursitis olecraniana.
  - Radiculopatía de C6.
  - Atrapamiento radial.
- Alteración de otra musculatura con dolor referido similar: tríceps braquial, braquiorradial, extensor común de los dedos, extensor radial largo, supraespinoso, supinador corto.

4.4.2. Pronador cuadrado.

- Origen: Cuarto distal de la cara anterior del cúbito.
- Inserción: Diáfisis del radio, en su cara frontal.
- Acciones: Prona el antebrazo.
- Dolor referido y PGM:

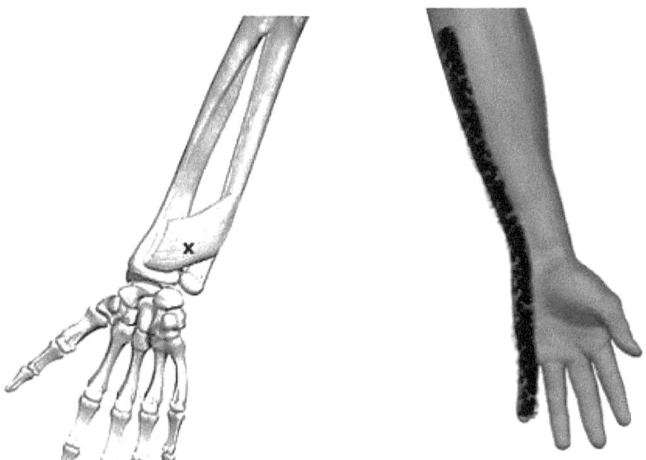

Figura 56. PGM representado con cruces negras (primera figura) y dolor referido representado en negro (segunda figura) del músculo pronador cuadrado.

- Síntomas: Dolor irradiado en la parte medial del antebrazo, que se extiende hasta la epitróclea del húmero en la región proximal y hasta la falange del quinto metacarpiano en la zona distal. Dificultad para realizar la supinación.
- Posibles causas: Movimientos repetitivos de pronación y supinación del antebrazo (como el uso frecuente de un destornillador).
- Diagnóstico diferencial
    - Epitroclealgia.
    - Compresión del nervio cubital.
    - Disfunción articular.
- Alteración de otros músculos con dolor irradiado similar: Subescapular, pectorales, serrato anterior, serrato posterior, tríceps, flexor cubital del carpo, flexor común de los dedos, interóseos, abductor del meñique.

4.4.3. Pronador redondo.

- Origen: Epicóndilo medial del húmero y apófisis coronoides del cúbito.
- Inserción: Diáfisis del radio, en su porción media y cara lateral.
- Acciones: Prona el antebrazo y contribuye a la flexión del codo.
- Dolor referido y PGM:

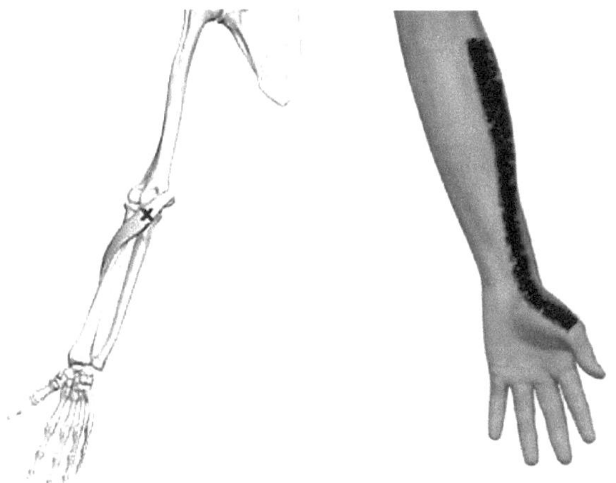

Figura 57. PGM representado con cruces negras (primera figura) y dolor referido representado en negro (segunda figura) del músculo pronador redondo

- Síntomas: Dolor irradiado en la muñeca, tanto en su parte ventral como lateral, así como en la parte lateral del antebrazo. Dificultad para realizar la supinación del antebrazo y para formar un cuenco con la mano, acompañado de una ligera extensión de la muñeca.

- Posibles causas:
  - Movimientos repetitivos de pronación y supinación del antebrazo (como utilizar un destornillador).
  - Traumatismos o compresión directa (como apoyar un bolso o bolsas de compra en la zona).
  - Bloqueo de la cabeza del radio.
- Diagnóstico diferencial:
  - Síndrome de De Quervain.
  - Síndrome del túnel carpiano.
  - Rizartrosis.
  - Artritis.
  - Disfunción articular.
- Alteración de otros músculos con dolor irradiado similar: Escalenos, subclavio, flexor radial del carpo, aductor del pulgar, oponente del pulgar.

4.4.4. Palmar largo.

- Origen: Epitróclea del húmero.
- Inserción:
  - Aponeurosis palmar.
  - Retináculo flexor.
- Acciones:
  - Flexión de la muñeca.
  - Tensa la aponeurosis palmar.
- Dolor referido y PGM:
  - Dolor referido a la palma de la mano.
  - Sensación de escozor y/o picor en la palma.
  - Dificultad para trabajar con herramientas debido a la sensibilidad en la palma.

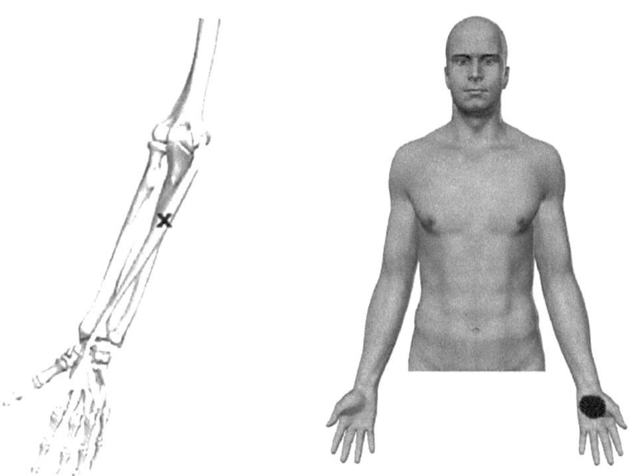

Figura 58. PGM representado con cruces negras (primera figura) y dolor referido representado en negro (segunda figura) del músculo palmar largo.

- Síntomas:
  - Dolor en la palma de la mano.
  - Sensación de escozor o picor en la palma.
  - Dificultad para realizar actividades que impliquen prensión y apoyo de herramientas.
- Posibles causas:
  - Caídas con apoyo de la mano en extensión.
  - Actividades con uso de herramientas que presionan la palma (jardinero, mecánico, tenis, etc.).
  - Síndrome de Dupuytren.
- Diagnóstico diferencial:
  - Síndrome de Dupuytren.
  - Síndrome del túnel carpiano.
  - Distrofia simpático-refleja o Síndrome de Sudeck.
  - Dolor de origen neurológico (C7-C8).
- Alteración de otras musculaturas con dolor referido similar:
  - Flexor común de los dedos
  - Interóseos

4.4.5. Flexor cubital.

- Origen:
  - Porción humeral: Epitróclea del húmero.
  - Porción cubital: Olécranon del cúbito y su borde posterior.
- Inserción:
  - Hueso pisiforme.
  - Hueso ganchoso.
  - 5º metacarpiano.
- Acciones:
  - Flexión de la muñeca.
  - Inclinación cubital de la muñeca.
  - Ayuda en la flexión del codo.
- Dolor referido y PGM:
  - Generan dolor en la parte ventral de la muñeca.
  - Dolor en la eminencia hipotenar.

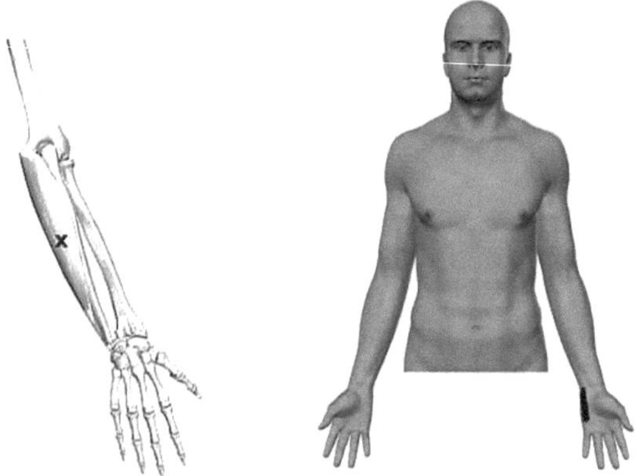

Figura 59. PGM representado con cruces negras (primera figura) y dolor referido representado en negro (segunda figura) del músculo flexor cubital.

- Síntomas:
  - Dolor referido en la parte ventral de la muñeca.
  - Dolor en la eminencia hipotenar.
- Posibles causas:
  - Actividades que implican prensión fuerte de la mano (como conducir durante mucho tiempo).
  - Movimientos repetitivos de flexión y extensión de la muñeca.

- Traumatismos directos.

- Diagnóstico diferencial: Atrapamiento del nervio cubital, disfunción articular, síndrome del túnel carpiano, artrosis, artritis.
- Alteración de otras musculaturas con dolor referido similar: flexor radial del carpo y pronador cuadrado.

4.4.6. Flexor radial del carpo.

- Origen: Epicóndilo medial del húmero.
- Inserción: Base del segundo y tercer metacarpiano.
- Acciones: Flexión y desviación radial de la muñeca. Contribuye a la flexión del codo y a la pronación del antebrazo.
- Dolor referido y PGM:

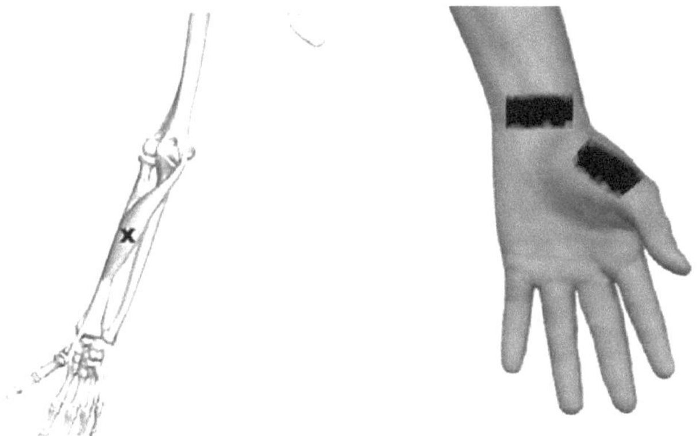

Figura 60. PGM representado con cruces negras (primera figura) y dolor referido representado en negro (segunda figura) flexor radial del carpo.

- Síntomas: Dolor irradiado en la región de la eminencia tenar y en la parte ventral de la muñeca.
- Posibles causas:
  - Actividades que implican una fuerte presión de la mano (como conducir por períodos prolongados).
  - Movimientos repetitivos de flexión y extensión de la muñeca.
  - Traumatismos directos.
- Diagnóstico diferencial:
  - Disfunción articular.
  - Síndrome del túnel carpiano.
  - Artritis.
  - Artrosis.

- Alteración de otros músculos con dolor irradiado similar: Braquial anterior, braquiorradial, flexor cubital, pronador redondo, aductor del pulgar, oponente del pulgar.

4.4.7. Flexor común superficial y profundo de los dedos.

- Superficial:
  - Origen:
    - Fascículo cubital: Epicóndilo medial del húmero, apófisis coronoides del cúbito.
    - Fascículo radial: Parte anterior de la diáfisis del radio, en la línea oblicua.
  - Inserción: En los laterales de las falanges medias de los dedos del 2º al 5º.
- Profundo:
  - Origen: Tres cuartos superiores de la diáfisis del cúbito y apófisis coronoides.
  - Inserción: Superficie palmar de las falanges distales de los dedos 2º al 5º.
- Acciones:
  - Superficial: Flexiona las articulaciones interfalángicas proximales de los dedos 2º al 5º, y colabora en la flexión de las metacarpofalángicas y de la muñeca.
  - Profundo: Flexiona las articulaciones interfalángicas distales de los dedos 2º al 5º. También apoya la flexión de las interfalángicas proximales, las metacarpofalángicas y contribuye a la flexión de la muñeca.
- Dolor referido y PGM:

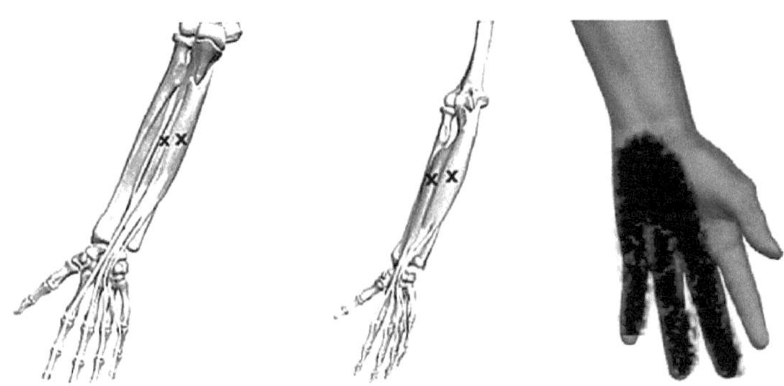

Figura 61. PGM representado con cruces negras (primera y segunda figura) y dolor referido representado en negro (tercera figura) del flexor común superficial y profundo de los dedos.

- Síntomas: Dolor irradiado en la palma de la mano y en las falanges de los dedos 3º al 5º. Dificultad para utilizar herramientas y tijeras.
- Posibles causas:
  - Actividades repetitivas que implican fuerza con la mano (como manejar herramientas, practicar golf, etc.).
  - Movimientos repetitivos de los dedos (como tocar el piano o la guitarra).
  - Caídas con apoyo de la mano en extensión.
- Diagnóstico diferencial:
  - Síndrome del túnel carpiano.
  - Radiculopatía del nervio cubital.
  - Artritis.
  - Artrosis.
  - Disfunción articular.
- Alteración de otros músculos con dolor irradiado similar: Pectorales, serrato anterior, tríceps braquial, palmar largo, interóseos, pronador cuadrado, abductor del meñique.

4.4.8. Braquiorradial

- Origen: Dos tercios proximales de la cresta supracondílea del húmero.
- Inserción: Parte lateral de la diáfisis del radio, en su porción distal, cerca de la apófisis estiloides.
- Acciones
  - Flexiona el codo.
  - Participa en la pronosupinación del antebrazo, ajustándose según la posición inicial (prono o supino).
- Dolor referido y PGM:

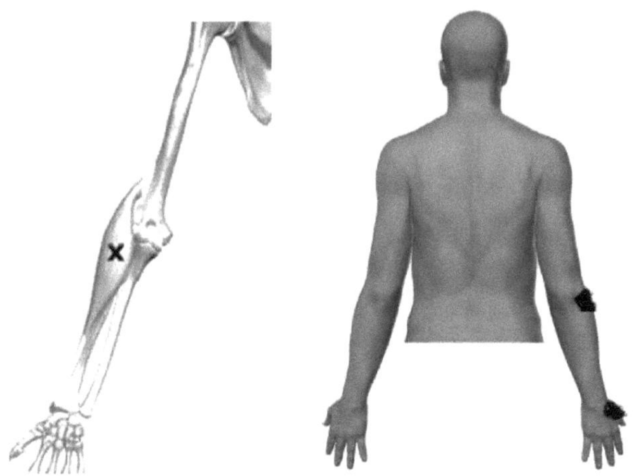

Figura 62. PGM representado con cruces negras (primera figura) y dolor referido representado en negro (segunda figura) del braquiorradial.

- Síntomas
  - Dolor referido en el epicóndilo y en la zona dorsal de la eminencia tenar.
  - Debilidad en la prensión, referida por los pacientes.
- Posibles causas:
  - Actividades que causan sobrecarga en el antebrazo (deportes como tenis, golf, trabajos con herramientas).
  - Traumatismos directos.
  - Compresiones prolongadas (como llevar un bolso en el antebrazo).
- Diagnóstico diferencial:
  - Epicondilalgia.
  - Rizartrosis o artritis en el pulgar.
  - Disfunción articular en el codo o pulgar.
  - Síndrome de De Quervain.
  - Radiculopatía de C6.
- Alteraciones de otras musculaturas con dolor referido similar: escalenos, subclavio, supraespinoso, infraespinoso, braquial anterior, tríceps braquial, ancóneo, extensor radial largo, extensor común de los dedos, flexor radial del carpo, supinador corto, aductor del pulgar, oponente del pulgar.

4.4.9. Extensor radial corto.

- Origen: Epicóndilo del húmero.
- Inserción: Base del tercer metacarpiano.
- Acciones:
  - Extensión de la muñeca.
  - Desviación radial (abducción) de la muñeca.
- Dolor referido y PGM: Generan dolor referido en el dorso de la mano y la región cercana al epicóndilo.

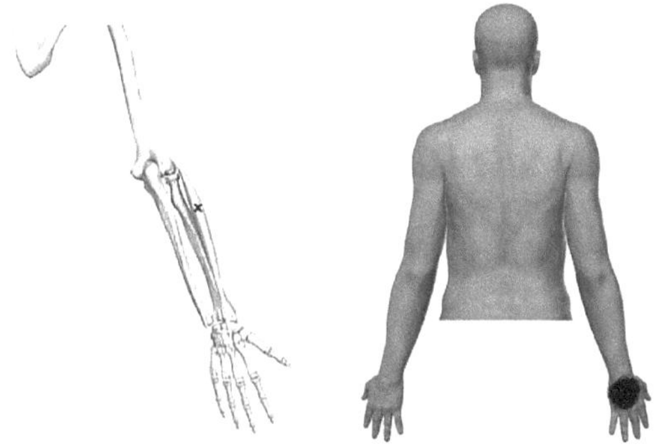

Figura 63. PGM representado con cruces negras (primera figura) y dolor referido representado en negro (segunda figura) del extensor radial corto.

- Síntomas:
  - Debilidad en la prensión con dolor.
  - Dolor referido en el dorso de la mano.
- Posibles causas:
  - Movimientos repetitivos que requieren fuerza de prensión con la mano.
  - Postura mantenida en extensión de muñeca, como al sostener el manillar de una bicicleta.
  - Traumatismos directos en la zona.
- Diagnóstico diferencial:
  - Disfunción articular.
  - Síndrome de De Quervain.
  - Radiculopatía C6-C7.
  - Síndrome del túnel carpiano.

- Rizartrosis.
- Artritis.

- Músculos con dolor referido similar:
  - Coracobraquial.
  - Extensor cubital del carpo.
  - Extensor del índice.
  - Interóseos.

4.4.10. Extensor común de los dedos.

- Origen: Epicóndilo del húmero.
- Inserción: Se divide en cuatro tendones que se insertan en las falanges media y proximal de los dedos del 2º al 5º.
- Acciones:
  - Extiende las articulaciones metacarpofalángicas de los dedos 2º a 5º.
  - Extiende las articulaciones interfalángicas distal y proximal de los dedos 2º a 5º.
  - Extiende la muñeca.
- Dolor referido y PGM:

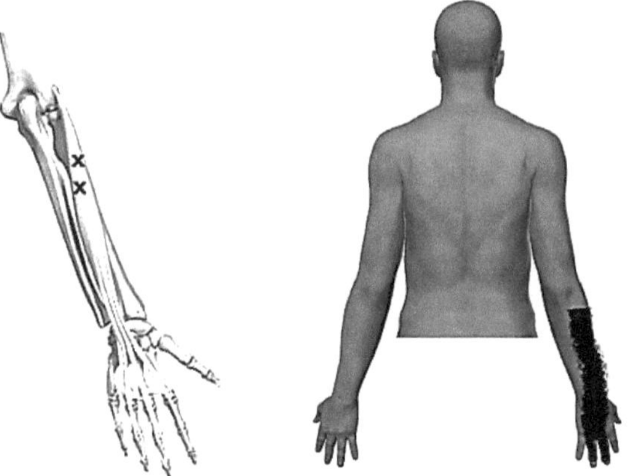

Figura 64. PGM representado con cruces negras (primera figura) y dolor referido representado en negro (segunda figura) del extensor común de los dedos.

- Generan dolor en el dorso del antebrazo y de la muñeca.
- El dolor puede irradiar hacia el tercer y cuarto dedo.
- Algunos puntos gatillo también causan dolor en la zona ventral de la muñeca y en el epicóndilo.

- Restricción de la movilidad de los dedos y hipersensibilidad en las articulaciones interfalángicas.

- Síntomas:
  - Dolor en el dorso del antebrazo y de la muñeca, que puede irradiar a los dedos tercero y cuarto.
  - Dolor adicional en la zona ventral de la muñeca y en el epicóndilo en algunos casos.
  - Restricción en la movilidad de los dedos y sensibilidad aumentada en las articulaciones interfalángicas.
- Posibles causas:
  - Síndrome de Dupuytren.
  - Movimientos repetitivos de la mano (como tocar la guitarra o el piano).
  - Actividades intensas con agarre de la mano (por ejemplo, trabajo con bandas elásticas).
- Diagnóstico diferencial:
  - Epicondilalgia.
  - Radiculopatía C6-C7, C7-C8.
  - Artritis.
  - Disfunción articular.
- Alteración de otras musculaturas con dolor referido similar: Ancóneo, tríceps braquial, braquiorradial, extensor radial largo, supraespinoso, supinador corto, subescapular, pectorales, serrato anterior, coracobraquial, flexor radial e interóseos.

4.4.11. Extensor cubital.

- Origen:
  - Epicóndilo del húmero.
  - Borde posterior del cúbito.
- Inserción: Base del 5º metacarpiano.
- Acciones:
  - Extiende la muñeca.
  - Desviación cubital de la muñeca.
- Dolor referido y PGM:

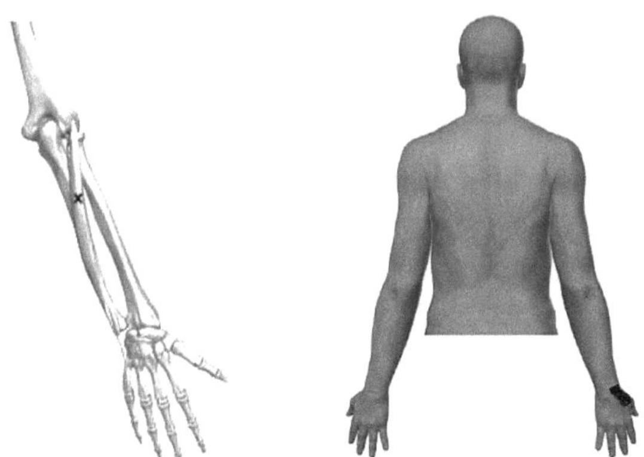

Figura 65. PGM representado con cruces negras (primera figura) y dolor referido representado en negro (segunda figura) del extensor cubital.

- Generan dolor en el dorso de la mano y muñeca, especialmente en el lado cubital.
- Los pacientes pueden experimentar limitación en los movimientos de la muñeca y la mano.

- Síntomas:
  - Dolor referido en el dorso de la mano y la muñeca, principalmente en el lado cubital.
  - Limitación en los movimientos de la muñeca y la mano.
- Posibles causas:
  - Movimientos repetitivos con prensión de la mano y desviación cubital (como jugar al golf).
  - Actividades que requieren agarre fuerte.
  - Posturas mantenidas en extensión y desviación cubital (por ejemplo, estar apoyado en un reposabrazos).
- Diagnóstico diferencial:
  - Radiculopatía de C7-C8.
  - Disfunción articular de la muñeca.
  - Artritis.
  - Atrapamiento del nervio cubital.
  - Alteración de otras musculaturas con dolor referido similar:
  - Extensor radial corto
  - Coracobraquial
  - Extensor del índice
  - Interóseos

4.4.12. Supinador.

- Origen: Epicóndilo del húmero y parte posterior de la diáfisis del cúbito.
- Inserción: Tercio proximal del radio, en la tuberosidad, línea oblicua y diáfisis.
- Acciones: Supina el antebrazo.
- Dolor referido y PGM:

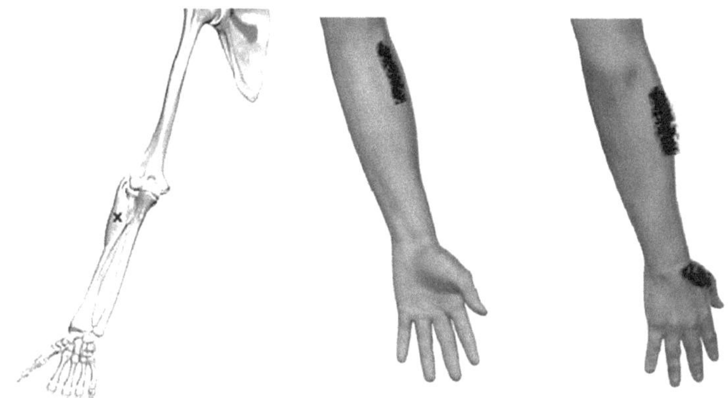

Figura 66. PGM representado con cruces negras (primera figura) y dolor referido representado en negro (segunda y tercera figura) del supinador.

- Síntomas: Dolor irradiado en la flexura del codo y en el epicóndilo, extendiéndose hacia la parte posterior del codo, así como en la zona de la eminencia tenar y la tabaquera anatómica. Dificultad para cargar peso en la mano con el codo extendido, con dolor incluso en reposo.
- Posibles causas:
    - Movimientos repetitivos de pronación y supinación del antebrazo (como usar un destornillador o jugar al tenis).
    - Levantar pesos excesivos.
    - Traumatismos (como cuando un perro sale corriendo y el dueño sujeta la correa, causando un "tirón").
- Diagnóstico diferencial:
    - Epicondilalgia.
    - Rizartrosis.
    - Artritis.
    - Disfunción articular.

- Radiculopatía de C6.
- Síndrome de De Quervain.

- Alteración de otros músculos con dolor irradiado similar: Ancóneo, tríceps braquial, braquiorradial, extensor común de los dedos, extensor radial largo, supraespinoso, escalenos, subclavio, braquial anterior, bíceps braquial, aductor del pulgar, oponente del pulgar.

4.4.13. Oponente del pulgar.

- Origen: Tubérculo del hueso trapecio y retináculo flexor.
- Inserción: Lado radial del primer metacarpiano.
- Acciones: Flexiona la articulación metacarpofalángica, la abduce y la rota medialmente, lo que en conjunto permite la oposición del pulgar.
- Dolor referido y PGM:

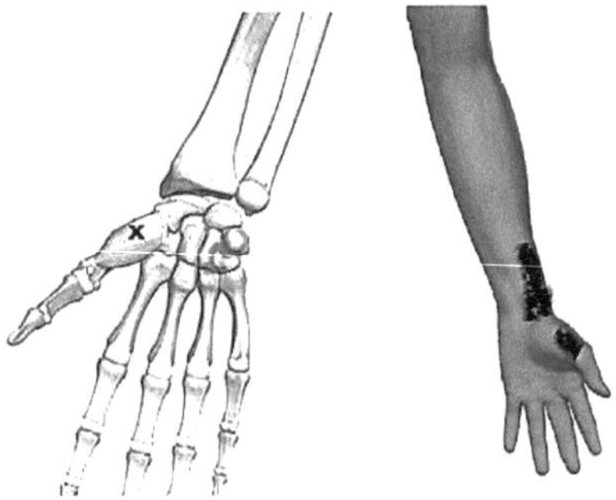

Figura 67. PGM representado con cruces negras (primera figura) y dolor referido representado en negro (segunda figura) del oponente del pulgar.

- Síntomas:
  - Dolor irradiado en la zona radial y ventral de la muñeca y del dedo pulgar.
  - Dificultad para realizar tareas que impliquen el uso del pulgar, como escribir en un ordenador, abrir frascos, sostener objetos con pinza o coser.
  - Los pacientes suelen referir dificultades con la motricidad fina.
- Posibles causas:
  - Actividades que requieren el uso prolongado de la pinza (como arrancar hierbas o coser).
  - Fractura o luxación del pulgar.
- Diagnóstico diferencial:
  - Rizartrosis.

- Artritis.
- Disfunción articular.
- Síndrome del túnel carpiano.
- Síndrome de De Quervain.
- Compresión del nervio mediano.

- Alteración de otros músculos con dolor irradiado similar: Aductor del pulgar, flexor largo del pulgar, supinador corto, pronador redondo, flexor radial del carpo, braquiorradial, braquial anterior, escalenos.

4.4.14. Interóseos de la mano.

- Origen: Cada uno de los músculos interóseos dorsales se origina en los lados de los metacarpianos entre los que están situados (uno entre el primer y segundo metacarpiano, otro entre el segundo y tercer metacarpiano, otro entre el tercero y cuarto, y el último entre el cuarto y quinto metacarpiano).
- Inserción: Se insertan en las expansiones extensoras y en las bases de las falanges proximales: el primer interóseo en el lado radial del segundo metacarpiano, el segundo en el lado radial del tercer metacarpiano, el tercero en el lado cubital del tercer metacarpiano y el cuarto en el lado cubital del cuarto metacarpiano.
- Acciones: Abducen los dedos en relación a un eje ubicado en el tercer metacarpiano. Asisten en la flexión de las articulaciones metacarpofalángicas y en la extensión de las interfalángicas.
- Dolor referido y PGM:

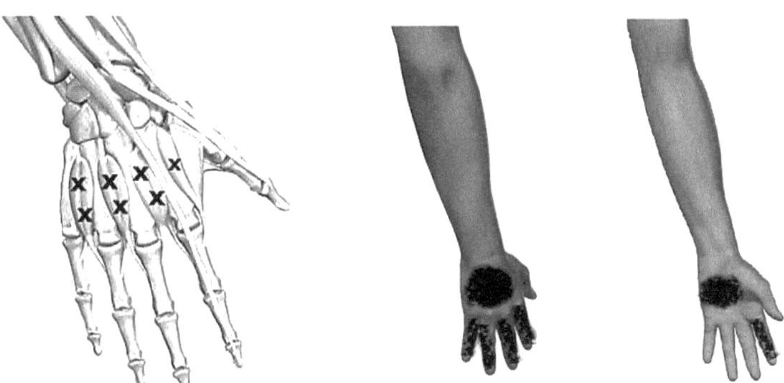

Figura 68. PGM representado con cruces negras (primera figura) y dolor referido representado en negro (segunda figura) del oponente del pulgar.

- Síntomas:
    - El primer interóseo provoca dolor en el dedo índice, en la palma de la mano (especialmente en el centro) y en el dorso de la mano, llegando a irradiarse al dedo meñique.
    - Los otros interóseos causan dolor referido a lo largo del dedo donde se insertan.
    - Los pacientes experimentan rigidez o dificultad para mover los dedos, afectando actividades cotidianas como abrocharse un botón o escribir.
    - El dolor referido de los interóseos dorsales, palmares y los lumbricales es prácticamente idéntico.
- Posibles causas:
    - Actividades que impliquen mantener una pinza manual por largos períodos.
    - Artritis.
- Diagnóstico diferencial:
    - Disfunción articular.
    - Artritis.
    - Radiculopatía C7-C8.
    - Compresión del nervio cubital.
- Alteración de otros músculos con dolor irradiado similar: Coracobraquial, extensor radial corto, extensor común de los dedos, extensor cubital, extensor del índice, palmar largo, flexor común de los dedos, pronador cuadrado, abductor del meñique.

5. TÉCNICAS DE TRATAMIENTO.

La liberación de los PGM se refiere a una serie de técnicas que buscan reducir la tensión muscular y aliviar el dolor asociado a los PGM. Estas técnicas son variadas, y cada profesional utiliza diferentes enfoques para abordar el tratamiento del dolor. Esta sección presenta algunas de las técnicas más comunes, basadas en los nuevos conocimientos sobre la naturaleza de los PGM (80, 81).

Es fundamental diferenciar entre los PG centrales y los PG insercionales para seleccionar el tratamiento adecuado. Los PG centrales responden mejor al estiramiento y a las técnicas de liberación directa, mientras que los PG insercionales se benefician más de terapias manuales y técnicas para reducir la sobrecarga en las inserciones musculares. Además, la rehabilitación de la función muscular es clave, especialmente en pacientes con dolor crónico. Es necesario no solo inactivar los PGM, sino también reeducar el músculo para que recupere su fuerza, coordinación y resistencia. Herramientas como la EMG de superficie pueden ayudar a monitorear la fatiga muscular y la pérdida de fuerza, facilitando la reeducación a través de retroalimentación cuantitativa (80, 81).

5.1. Abordaje de técnicas no invasivas.

5.1.1. Técnica spray estiramiento.

La técnica de "spray y estiramiento" es un método terapéutico efectivo para tratar el dolor muscular y los puntos gatillo (PG), desarrollada por Hans Kraus en 1952. A continuación, se resumen los puntos clave sobre esta técnica, sus aplicaciones, beneficios y limitaciones, así como algunos detalles importantes sobre la aplicación del spray y el frotamiento con hielo (77, 81, 82, 83, 84):

- Técnica:
  - Aplicación del Spray: Utiliza un aerosol de cloruro de etilo (o Fluori-Methane como alternativa más segura) que actúa como refrigerante. Se aplica sobre la piel mientras se realiza un estiramiento suave del músculo afectado.
  - Propósito del Spray: Actúa como un "distractor" para reducir el dolor, facilitando la inactivación de los puntos gatillo sin necesidad de localización precisa.

- Estiramiento: El componente terapéutico principal que, combinado con el spray, ayuda a aliviar la tensión muscular.

- Beneficios:
    - Inactivación de PG Agudos: Efectivo para liberar músculos tensos y tratar PG agudos.
    - Alivio del Dolor Referido: Puede aliviar el dolor referido, como en casos de isquemia cardíaca, aunque no trata la causa subyacente.
    - Versatilidad: Funciona bien en niños, pacientes hemipléjicos, y puede ser usado en combinación con otras técnicas terapéuticas.
    - Restauración de Movilidad: Ayuda a restaurar la movilidad y aliviar el dolor en rehabilitación.
- Limitaciones:
    - No para Todos los Pacientes: No es adecuado para pacientes con hiperuricemia, donde el dolor puede reaparecer rápidamente.
    - Riesgos del Cloruro de Etilo: Aunque efectivo, el cloruro de etilo tiene riesgos para la salud, y el Fluori-Methane, su alternativa, también presenta riesgos ambientales.
    - Precauciones Necesarias: Requiere técnicas cuidadosas para evitar daños en la piel por enfriamiento excesivo.
- Aplicación del Spray:
    - Sensibilidad Inicial: Algunos pacientes pueden experimentar hipersensibilidad al frío; esto se puede mitigar con técnicas adecuadas.
    - Advertencia y Demostración: Es esencial advertir a los pacientes sobre la sensación y demostrar el efecto del spray antes de aplicarlo.
- Técnica de Aplicación:
    - Ángulo y Distancia: Aplicar el spray a un ángulo de 30° en dirección paralela a las fibras musculares, manteniendo la botella a 30 cm de la piel a una velocidad de 10 cm/s.
    - Número de Aplicaciones: No exceder dos o tres pasadas sin permitir que la piel se recaliente para evitar enfriamiento excesivo del músculo subyacente.
    - Modificaciones: Ajustar la velocidad de aplicación o la distancia según la sensibilidad del paciente.
- Cuidados Especiales:
    - Área Facial: Proteger los ojos y ser cauteloso con pacientes con problemas respiratorios.

- Autoaplicación: Puede ser difícil en áreas como la cintura escapular y el cuello; se recomienda asistencia profesional.
- Frotamiento con Hielo

- Método:
  - Aplicación del Hielo: Usar un borde fino de hielo y aplicarlo sobre la piel en trazos paralelos, similar al spray en velocidad (10 cm/s). Mantener la piel seca para maximizar el efecto.
  - Efecto Neurológico: Actúa mediante un mecanismo neurológico que inhibe el dolor, facilitando la relajación muscular.
- Otros Usos:
  - Versatilidad: Además de tratar PG, el spray refrigerante puede usarse para esguinces articulares, quemaduras térmicas, infartos agudos de miocardio, picaduras de abeja y neuralgia postherpética.
  - Aplicaciones en Animales: Puede ser utilizado en animales, como caballos y perros, bajo cuidados específicos para aliviar el dolor muscular.

La técnica de spray y estiramiento es una herramienta valiosa en el tratamiento del dolor miofascial y puntos gatillo. Ofrece una opción no invasiva y efectiva, aunque requiere un manejo cuidadoso y la consideración de riesgos asociados. Su aplicación adecuada, combinada con técnicas complementarias y preparación del paciente, puede contribuir significativamente al alivio del dolor y la mejora de la movilidad.

5.1.2. Estiramiento y liberación miofascial.

- Técnica de estiramiento (elongación) (85, 86): Estirar suavemente un músculo con puntos gatillo para aumentar su rango de movimiento sin causar dolor. La técnica debe ser lenta y controlada para evitar el dolor y los espasmos. En estudios controlados, el estiramiento combinado con la técnica de spray y estiramiento mostró reducción del dolor referido y sensibilidad en los puntos gatillo. Como precauciones tendremos en cuenta evitar estiramientos rápidos y forzados que puedan provocar dolor. Utilizar estiramientos pasivos y lentos para inactivar puntos gatillo. Incorporar técnicas de facilitación como la respiración coordinada y la inhibición recíproca puede aumentar la efectividad del estiramiento.
- Estiramiento por extensión directa (85, 86): Aplicar tracción manual directa al músculo afectado. A menudo, se precede la tracción con la aplicación de frío para relajar el músculo y los tejidos conectivos. El frío

ayuda a reducir la tensión muscular y facilita un estiramiento más efectivo.

- Percusión y estiramiento (85, 86): Se inicia con un estiramiento pasivo del músculo hasta que se sienta resistencia. Luego, se aplica una percusión ligera en el punto gatillo utilizando un mazo de goma dura o un martillo de reflejos. La percusión debe realizarse a baja frecuencia para evitar dolor. Esta técnica puede sustituir el uso de frío intermitente.
- Procedimientos postestiramiento (85, 86): Después del estiramiento, realizar movimientos activos que alarguen y acorten el músculo para restaurar su función normal. Evitar actividades intensas inmediatamente después del tratamiento. Enfocarse en estiramientos suaves y ejercicios de flexibilización, idealmente en una piscina climatizada para reducir el riesgo de tensión adicional.
- Calor posterior al tratamiento (85, 86): Aplicar calor húmedo, como una compresa o manta eléctrica, después del tratamiento para reducir el dolor y promover la relajación muscular.

5.1.3. Métodos de contracción voluntaria y liberación muscular

Los métodos de contracción voluntaria para liberar tensión muscular se enfocan en la combinación de contracción activa y relajación para mejorar la movilidad y reducir la rigidez. Aquí se describen las técnicas principales, cada una con su enfoque y aplicación específica (87, 88, 89, 90):

- Contracción-relajación: Involucra una contracción activa del músculo seguida de una relajación completa. La contracción suave facilita una mayor elongación del músculo durante la relajación. Mejora la movilidad al permitir una mayor elongación y normaliza la longitud de las sarcómeras afectadas. Reduce la liberación excesiva de acetilcolina que contribuye a la rigidez muscular. Para su aplicación debemos realizar movimientos lentos y coordinados. Es útil en la inactivación de puntos gatillo y en la mejora del rango de movimiento.
- Relajación postisométrica (RPI): Introducida por Karel Lewit, esta técnica consiste en realizar una contracción isométrica del músculo contra una resistencia, seguida de una elongación durante la fase de relajación. Puede ser más efectiva cuando se combina con respiración coordinada y movimientos oculares. Facilita una mayor elongación y relajación del músculo. Para su aplicación asegúrate de que el paciente esté relajado. Evita el dolor o la resistencia activa durante el estiramiento.

- Inhibición recíproca: Aprovecha el reflejo espinal donde la contracción de un músculo provoca la inhibición del músculo antagonista, facilitando el estiramiento y liberación de tensión. Facilita el estiramiento de los puntos gatillo y puede combinarse con técnicas como el spray y estiramiento. También se puede influir en la actividad eléctrica espontánea y el estrés mental. Se puede utilizar para aumentar el estiramiento o como técnica complementaria en el tratamiento de puntos gatillo.
- Sostén-relajación: Similar a la contracción-relajación, pero sin elongación activa. Implica una contracción isométrica seguida de relajación. Permite evitar movimiento durante el tratamiento. A menudo se combina con técnicas manuales como el masaje profundo o liberación por presión. Es útil cuando se desea minimizar el movimiento durante el tratamiento de puntos gatillo.
- Técnicas de energía muscular: Incluyen contracción isométrica (sin movimiento articular), contracción isotónica (movimiento concéntrico resistido) y contracción isolítica (movimiento excéntrico resistido). Mejoran la movilidad articular, estiran músculos tensos y equilibran las relaciones neuromusculares. Cada técnica tiene un enfoque específico para movilizar y estirar músculos. Se utiliza estas técnicas osteopáticas para abordar articulaciones restringidas y mejorar la movilidad general.

5.1.4. Liberación por presión del punto gatillo

El término "liberación por presión del punto gatillo" sustituye al antiguo concepto de "compresión isquémica". Este método es eficaz para tratar puntos gatillo centrales, pero su eficacia en puntos gatillo insercionales aún debe ser investigada. Aunque el núcleo del punto gatillo ya sufre de hipoxia severa, y no se necesita una presión tan intensa para causar isquemia, el objetivo del tratamiento es liberar las sarcómeras contracturadas. Anteriormente conocida como compresión isquémica, esta técnica también se denominó "mioterapia" por Prudden, y fue adoptada por un grupo de profesionales llamados mioterapeutas. Sin embargo, recomendamos la liberación por presión del punto gatillo, ya que es una técnica menos invasiva que la compresión isquémica y emplea el concepto de liberación de barrera. Esta técnica parece ser igual o más efectiva clínicamente, con menor riesgo de isquemia adicional. Además, es menos agresiva y permite a los pacientes aprender a autoaplicarse el tratamiento, aunque requiere mayor destreza manual (87, 88, 89, 90).

Para aplicar la liberación por presión, el clínico estira el músculo hasta sentir resistencia y luego aplica una presión suave que aumenta gradualmente sobre el punto gatillo hasta que se encuentra una barrera definida. En ese momento, el paciente puede sentir cierta molestia, pero no dolor. Se mantiene la presión hasta que disminuye la tensión bajo el dedo, luego se incrementa la presión para alcanzar una nueva barrera y se repite el proceso. Esta técnica es indolora y evita aumentar la tensión en los puntos gatillo insercionales. Es especialmente útil en músculos delgados como el infraespinoso. La efectividad de este enfoque puede mejorarse con técnicas complementarias que no causen dolor. Por ejemplo, mantener la tensión en el músculo durante el procedimiento y utilizar maniobras de contracción-relajación alternadas puede potenciar la liberación de los puntos gatillo. Sin embargo, la técnica puede fallar si el punto gatillo es demasiado sensible, si la presión aplicada es incorrecta, si el operador aplica demasiada presión, o si el paciente tiene factores que perpetúan la irritabilidad de los puntos gatillo. El Shiatsu y la acupresión son técnicas similares a la compresión isquémica, pero no están directamente relacionadas con los puntos gatillo. Aunque a menudo se utilizan para tratar dolores similares, el Shiatsu y la acupresión tienen filosofías distintas y se aplican a diferentes patologías (87, 88, 89, 90).

5.1.5. Masaje de frotamiento profundo y otras técnicas de masaje.

El masaje de frotamiento profundo, también conocido como masaje longitudinal, fue una de las primeras técnicas ampliamente aceptadas para tratar la fibrositis, cuyas descripciones coinciden con los puntos gatillo miofasciales. Este método, muy utilizado a principios del siglo XX, es eficaz para inactivar puntos gatillo centrales cuando se aplica manualmente de manera directa, sin causar movimiento articular excesivo (91, 92, 93, 94).

El masaje de frotamiento profundo debe ser realizado por clínicos capacitados y con atención a las barreras restrictivas. El paciente debe estar en una posición cómoda, con el músculo completamente relajado y estirado sin dolor. Si los tejidos subcutáneos están tensos, se debe aplicar lubricante. Se colocan los pulgares o un dedo de cada mano para atrapar la banda tensa justo más allá del punto gatillo. Se aplica presión hasta alcanzar una barrera restrictiva, estirando las sarcómeras acortadas y liberando la tensión. El masaje debe seguirse a lo largo de la banda tensa hasta la inserción del músculo para restaurar su longitud normal. El siguiente trazo del masaje se realiza en dirección opuesta, desde el otro lado del nódulo, para liberar más tensión. Es importante evitar presiones o velocidades excesivas, ya que podrían dañar los nodos de contracción y aumentar el dolor. La ruptura del sarcolema en los nodos de contracción podría explicar la efectividad del masaje profundo. Estudios han mostrado que el masaje profundo alivia los síntomas en la mayoría de los pacientes y puede causar un aumento transitorio en los niveles de mioglobina sérica (91, 92, 93, 94).

A diferencia del masaje de fricción profunda de Cyriax, que se aplica perpendicularmente a las fibras musculares, el masaje de frotamiento profundo se basa en estirar las sarcómeras acortadas. Cyriax se relaciona más con el rasgueo, que se aplica a los puntos gatillo centrales cerca de la parte media del músculo. El rasgueo implica deslizar el dedo a través de las bandas tensas, perpendicular a las fibras musculares, hasta encontrar el nódulo del punto gatillo. Se mantiene contacto ligero hasta que el tejido se libera, y luego se tira perpendicularmente para liberar la tensión. Esta técnica es útil en músculos como el masetero y el pterigoideo medial. El masaje de fricción se enfoca en movilizar los tejidos superficiales sobre las estructuras subyacentes para mejorar su movilidad. Aunque se usa como técnica complementaria, no se considera una terapia específica para los puntos gatillo (91, 92, 93, 94).

La terapia perióstica, aplicada a prominencias óseas, implica una técnica de masaje rítmico y desconexo que no debe confundirse con el tratamiento de puntos gatillo miofasciales. Se aplica presión durante 2-4 minutos en oleadas de 4-10 segundos sobre el periostio cercano a áreas dolorosas. La eficacia de esta técnica se basa en un mecanismo diferente al de los puntos de presión descritos en relación con los puntos gatillo miofasciales (91, 92, 93, 94).

5.1.6. Técnicas Indirectas

- Tensión y Contratensión (de Janes): Esta técnica osteopática utiliza el posicionamiento corporal para liberar puntos hipersensibles, que se consideran focos de constricción en los tejidos miofasciales. Aunque los puntos descritos por Janes pueden parecer distintos a los de la fibromialgia, podrían relacionarse con los PG miofasciales insercionales. Los puntos hipersensibles se identifican en músculos antagonistas y se tratan posicionando el cuerpo en una posición de confort que reduce la tensión en el punto hipersensible. La posición se mantiene durante aproximadamente 90 segundos hasta que se libera el punto, y luego se regresa lentamente a la posición neutral. Se podría investigar si los puntos hipersensibles de Janes se correlacionan con los PG insercionales y comparar la eficacia del tratamiento específico para PG con la liberación posicional (91, 92, 93, 94).

- Liberación Miofascial: Este sistema terapéutico combina principios de técnicas de partes blandas, energía muscular y fuerza inherente craneosacra. Utiliza una transferencia de energía subjetiva para tratar los PG miofasciales. Aunque se basa en principios teóricos prometedores, se necesita más investigación para evaluar su eficacia real y si proporciona beneficios adicionales en comparación con los tratamientos específicos para PGM (91, 92, 93, 94).

5.1.7. Técnicas Accesorias

- Respiración sincrónica: La espiración lenta y profunda ayuda a la relajación muscular, mientras que la inspiración puede facilitar la actividad muscular. Coordinando la respiración con técnicas de estiramiento muscular, la fase de contracción puede sincronizarse con la inspiración y la fase de relajación con la espiración. Esto puede ser particularmente útil en la relajación de músculos del cuello y otras áreas. Algunos estudios muestran que la actividad de los PG puede aumentar con la inspiración y disminuir con la espiración (95, 96).
- Movimientos oculares dirigidos: La dirección de la mirada puede facilitar el movimiento en la dirección deseada y inhibirlo en la opuesta. Esto puede aplicarse para mejorar las técnicas de estiramiento. Mirar en la dirección del movimiento necesario para relajar un músculo específico puede facilitar la liberación de tensión en ese músculo. Existe una relación entre la frecuencia de los movimientos oculares y la frecuencia respiratoria, aunque se necesita más investigación específica sobre este fenómeno (95, 96).
- Pinza rodada: Esta técnica se utiliza para aliviar la paniculosis y puede ser útil para el diagnóstico y tratamiento de esta condición. Es más efectiva en los hombros y la parte superior de la espalda, y menos en otras áreas como las nalgas. La razón detrás de su efectividad aún no está completamente clara (95, 96).
- Biofeedback: El biofeedback puede ayudar a los pacientes a evitar la actividad muscular innecesaria y mejorar la coordinación muscular. Puede ser útil para que los pacientes reconozcan y controlen la tensión

muscular excesiva. También puede ser útil en la reeducación muscular después de inactivar los PGM (95, 96).

- Calor y frío: Incrementa la circulación en la piel, contribuye a la relajación, pero tiene efectos limitados sobre los PGM subyacentes. Penetra más profundamente, causa vasoconstricción y puede ser útil para el dolor neurogénico. Puede reducir la irritabilidad en los PGM insercionales. Los pacientes pueden preferir calor o frío dependiendo del tipo de PG y de su respuesta individual. La investigación es necesaria para comparar la eficacia del calor y el frío en el tratamiento de los PGM (76).
- Iontoforesis y Sonoforesis (97):
  - Iontoforesis: Usa corriente continua para desplazar iones a través de la piel, con una penetración máxima de alrededor de 1 cm.
  - Sonoforesis: Usa ultrasonido para conducir sustancias a través de la dermis.
- Microamperaje: Implica el uso de corrientes eléctricas de bajo voltaje. Aunque promovido por algunos fabricantes, no hay estudios bien controlados que demuestren su eficacia para los PGM. Se necesita más investigación para determinar su utilidad real. Estas técnicas accesorias y complementarias pueden ofrecer beneficios adicionales cuando se usan en combinación con tratamientos específicos para PGM, y la investigación continúa siendo crucial para establecer su eficacia y aplicación óptima (97).

5.1.8. Técnicas fisioterápicas para el manejo de puntos gatillo

- Ultrasonido: El ultrasonido es una técnica empleada por fisioterapeutas para tratar puntos gatillo (PG). Se basa en la transmisión de energía vibratoria a nivel molecular, generando calor en los tejidos y potencialmente alterando la excitación molecular. Aunque muchos clínicos consideran el ultrasonido efectivo, no hay estudios específicos controlados que validen su eficacia. Las técnicas comunes incluyen (98):
  - Aplicación inicial: Usar una potencia de 0,5 w/cm^2 con movimientos circulares lentos y estrechos sobre el PG.
  - Aumento progresivo: Comenzar con una potencia alrededor del umbral del dolor (1,5 w/cm^2) y luego reducirla a la mitad, aumentando gradualmente hasta el umbral del dolor sin excederlo. Esto suele reducir la sensibilidad y la irritabilidad del PG.

- Combinación con estimulación eléctrica: Algunos dispositivos combinan ultrasonido con estimulación eléctrica para localizar el PG y mejorar los resultados.
- El mecanismo exacto del ultrasonido para la inactivación de PG no está completamente claro. Puede implicar el aumento de la tasa metabólica del PG o la inhibición de la liberación de acetilcolina. Se requieren más estudios para comprender su efectividad.

- Estimulación galvánica de alto voltaje: La estimulación galvánica de alto voltaje utiliza impulsos eléctricos breves de alta frecuencia para estimular nervios motores, siendo generalmente bien tolerada. Su aplicación puede ser directa para tratar PG, a menudo después de técnicas como estiramientos o infiltraciones. Los parámetros incluyen (97):
  - Estimulación Interrumpida: Aumentar la intensidad hasta causar contracciones musculares suaves.
  - Uso Combinado: Aplicar corriente tetanizante antes de la corriente intermitente para fatigar el músculo y facilitar la relajación.
- Estimulación Eléctrica Transcutánea del Nervio (TENS): El TENS es un método común para el alivio temporal del dolor. Utiliza ondas rectangulares de baja frecuencia y voltaje, actuando principalmente sobre nervios sensitivos. Aunque no está diseñado específicamente para PG, puede ayudar a mejorar la movilidad y el estiramiento muscular al proporcionar alivio del dolor (97).
- Farmacoterapia: El manejo del dolor miofascial también puede involucrar medicamentos (99):
  - Anti-Inflamatorios No Esteroideos (AINEs): Aunque no son efectivos para los PG centrales, pueden aliviar el dolor post-tratamiento o relacionado con técnicas invasivas.
  - Infiltraciones locales: Los AINEs administrados directamente en el PG pueden ser efectivos para aliviar el dolor, al reducir la sensibilización por prostaglandinas.
  - Relajantes musculares: Aunque los relajantes musculares no afectan directamente las bandas tensas de los PG, pueden ser útiles para el espasmo muscular verdadero asociado con otras disfunciones musculoesqueléticas.

- Manejo del Sueño: El dolor miofascial persistente a menudo interfiere con el sueño. Para mejorar la calidad del sueño en estos pacientes, es importante:
  - Inactivar PG: Tratar los PG responsables del insomnio.
  - Uso de Medicamentos: Antihistamínicos como dimenhidrinato o difenhidramina pueden ser útiles, y la melatonina puede ayudar a regular el ciclo sueño-vigilia.
- Sustancias y Hábitos: El consumo moderado de cafeína puede ayudar, pero el exceso y el alcohol pueden exacerbar los PG. Fumar puede aumentar la fragilidad capilar y agravar los PG, además de incrementar las necesidades de vitamina C (6).

Estos enfoques combinados pueden proporcionar un alivio integral para los pacientes con dolor miofascial y PG, aunque es fundamental adaptar el tratamiento a las necesidades individuales y las respuestas del paciente.

5.2. Abordaje de técnicas invasivas.

5.2.1. Punción Seca.

La punción seca puede ser tan efectiva como la infiltración con anestésico local para la inactivación inmediata del PG, siempre que se logre la respuesta de liberación (REL) que indica que la aguja ha alcanzado los loci activos del PG. Generalmente, la punción seca causa un dolorimiento postratamiento más severo y de mayor duración en comparación con la infiltración con anestésico local. El efecto terapéutico parece estar más relacionado con la interrupción mecánica realizada por la aguja, que ayuda a romper los nódulos de contracción del PG (17, 49, 100, 101)

5.2.2. Infiltración.

5.2.2.1. Infiltración con anestésicos locales.

La infiltración de estas zonas con agentes anestésicos es una técnica comúnmente empleada para aliviar el dolor y reducir la sensibilidad muscular. A continuación, se describen diferentes tipos de anestésicos locales y otras sustancias que pueden utilizarse en estos procedimientos, cada una con sus particularidades en cuanto a eficacia, duración de acción, posibles efectos adversos y su idoneidad según el tipo de PGM tratado (6, 102, 103, 104, 105, 106).

- Procaína: Es recomendada a concentraciones de 0,5% en suero salino. No se ha demostrado que concentraciones mayores ofrezcan ventajas adicionales, aunque pueden incrementar la toxicidad y el riesgo de efectos adversos. Se asocia con menos toxicidad sistémica y miotoxicidad comparada con otros anestésicos locales.
- Lidocaína: La lidocaína al 1% puede ser utilizada con éxito para la infiltración de puntos gatillo, aunque su efectividad comparada con la procaína no ha sido investigada en profundidad. Tiene una acción más prolongada en comparación con la procaína.
- Suero salino isotónico: En algunos estudios, ha demostrado ser igual de efectivo que los anestésicos locales para el alivio del dolor. Es menos irritante que los anestésicos locales cuando se usa para infiltración.
- Corticosteroides: Principalmente útiles en PG insertados y en casos donde hay una componente inflamatoria significativa. No se recomienda para PG centrales o puntos gatillo de la placa motora. El uso repetido puede llevar a efectos adversos como atrofia de la piel y tejido subcutáneo.
- Toxina botulínica tipo A: La toxina botulínica tipo A es efectiva para el tratamiento de PG miofasciales. Bloquea la liberación de acetilcolina en las placas motoras, llevando a una parálisis temporal del músculo afectado. Puede causar debilidad muscular temporal en el área tratada y requiere que se inyecte con precisión para evitar afectar músculos adyacentes sanos.

5.2.2.2. Preparación para Infiltración.

Antes de realizar una infiltración en los puntos gatillo (PG) de un paciente, es crucial considerar varios factores. El operador debe evaluar la posición del paciente, el uso de vitamina E y aspirina, la selección de la aguja, y asegurarse de una limpieza adecuada. Es importante que la infiltración sea lo menos dolorosa posible y valorar la necesidad de bloqueos previos a la infiltración. La posición del paciente debe estar acostado durante la infiltración para evitar desmayos y caídas. Esto también facilita la localización de los PG, ya que el paciente estará más relajado y cómodo, permitiendo una mejor visualización de los nodos de contracción muscular (6, 102, 103, 104, 105, 106).

Un bajo nivel de vitamina E puede causar sangrado excesivo durante la infiltración, aumentando el dolor y provocando moretones. Para corregir esta deficiencia, se recomienda tomar al menos 500 mg de vitamina C de liberación lenta tres veces al día durante tres días antes del tratamiento. Además, se debe evitar el uso de aspirina durante tres días previos a la infiltración para reducir el riesgo de sangrado (6, 102, 103, 104, 105, 106).

Para la selección de la longitud de la aguja debe ser suficiente para alcanzar los nodos de contracción del PG. El diámetro de la aguja depende de la preferencia personal y la técnica, con agujas más gruesas (0,7 mm) proporcionando una mayor sensación de los tejidos y agujas más finas (0,4 mm) causando menos daño. Para músculos superficiales, una aguja de 0,7 mm y 3,8 cm es adecuada. En músculos profundos o pacientes obesos, puede ser necesaria una aguja de hasta 8,9 cm. Es fundamental limpiar la piel con un antiséptico adecuado, evitando áreas con posible infección y utilizando soluciones estériles. Las agujas y jeringuillas deben ser desechables o correctamente esterilizadas para asegurar una técnica aséptica. Muchos pacientes temen el dolor de la penetración de la aguja. Este miedo puede estar arraigado desde la infancia. Se puede usar spray refrigerante puede reducir el dolor cutáneo. Aplicar el spray a una distancia de aproximadamente 45 cm durante 5-6 segundos antes de insertar la aguja. Usar estímulos fuertes (como estirar o pellizcar) en la piel cercana al punto de inserción de la aguja. Otras técnicas para reducir el dolor puede ser la rápida inserción de la aguja, estirar la piel para minimizar la percepción del dolor, y usar un pliegue de piel para la inserción inicial. Para evitar bloqueos preinfiltración se debe minimizar el dolor y prevenir cambios neuroplásticos en pacientes sensibles. Se puede realizar una infiltración difusa de anestésico local o infiltrar toda la zona del PGM. También se puede utilizar el uso de procaína al 0,5%, se prefiere por su menor miotoxicidad y recuperación rápida de la función nerviosa (6, 102, 103, 104, 105, 106).

La técnica de precisión para la localización del PGM, se realiza a través de la palpación de bandas tensas y nódulos firmes, y se busca dolor a la presión. El método de palpación será plana, en pinza, o profunda. Mantener la hemostasia para evitar sangrado que pueda causar dolor postinfiltración y equimosis, mediante la aplicación de presión con los dedos durante y después de la infiltración para controlar el sangrado. La precisión es clave para penetrar el PG. A veces se siente como una resistencia a la aguja. Usar presión digital al lado de la aguja para estabilizar la piel y tejidos subcutáneos, evitando la ruptura de la aguja. Se infiltrará todos los PGM en un área si hay varios, describiendo una forma de abanico o círculo (6, 102, 103, 104, 105, 106).

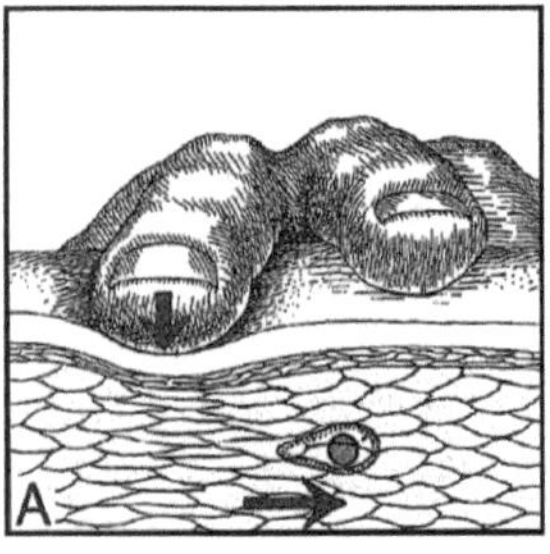

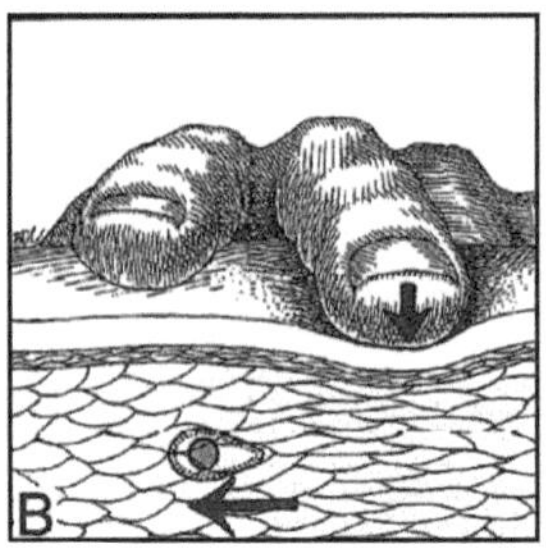

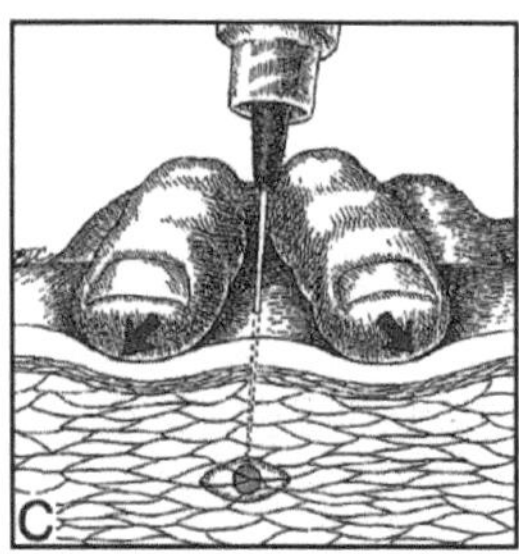

Figura 69. Dibujo esquemático de la técnica de palpación plana para localizar un punto gatillo consiste en usar dos dedos para aplicar presión alternada y confirmar la ubicación del nódulo. Luego, el punto gatillo se coloca entre los dedos para evitar su deslizamiento durante la punción (6).

5.2.2.3. Técnicas de infiltración.

- Técnica de Hong: Se utiliza la técnica de Hong para evitar el movimiento no deseado de la jeringa, manteniéndola firme en el cuerpo del paciente. El objetivo es infiltrar PG localizados con precisión. Para el procedimiento el dedo palpador debe mantenerse sobre la banda tensa para guiar la aguja. Se usa una aguja fina de 0,4 mm (27-gauge) para explorar las fibras musculares del PG con múltiples inserciones. La aguja se mueve rápidamente hacia dentro y hacia fuera. Se deja 2-3 segundos de pausa entre inserciones para evaluar la textura del tejido y detectar la reacción local (REL). Solo se debe inyectar anestésico local si hay una REL. Esta técnica evita el daño de fibras musculares y puede requerir práctica significativa (6, 102, 103, 104, 105, 106).
- Estimulación intramuscular (Gunn): Identificación del PG mediante dolor local y palpación. Inserción de la aguja con un dermómetro para localizar el PG exacto. Se busca una sensación de "agarre" en el PG (6, 102, 103, 104, 105, 106).

5.2.2.4. Precauciones especiales.

- Contraindicaciones (6, 102, 103, 104, 105, 106):
    - Pacientes Anticoagulados: Excepto para músculos intercostales con extremo cuidado.
    - Pacientes que han tomado aspirina en los últimos 3 días.
    - Fumadores: Solo después de dejar de fumar y tomar vitamina C.

- Miedo a Agujas: Pacientes con fobia a agujas deben ser manejados con cuidado.

- Advertencias (6, 102, 103, 104, 105, 106):
  - Dirección de la Aguja: Nunca dirigir hacia espacios intercostales para evitar complicaciones como neumotórax.
  - Agujas: Usar agujas adecuadas, evitando agujas desafiladas que puedan causar sangrado o daño.
  - Inserción de Agujas: Asegurarse de que la aguja no se rompa; debe ser lo suficientemente larga para manejarse con seguridad.
- Número de Infiltraciones (6, 102, 103, 104, 105, 106):
  - PG Agudos: Generalmente resueltos con 1-2 infiltraciones, junto con ejercicios para mantener la movilidad.
  - PG Crónicos: Puede requerir múltiples infiltraciones a lo largo de meses. Se recomienda tratar múltiples PG relacionados en una misma sesión si es posible.
  - Fibromialgia: A menudo requiere infiltraciones repetidas cada 6-8 semanas.
  - Esguinces Ligamentarios: Se usa procaína (0,5% o 1%) para aliviar el dolor en esguinces de tobillo y muñeca, preferiblemente dentro de las primeras 12 horas tras el trauma. La articulación debe moverse suavemente y protegerse con una ortesis para evitar el dolor.

Estos procedimientos y recomendaciones son esenciales para realizar infiltraciones de manera segura y efectiva, adaptándose a las necesidades individuales del paciente y evitando complicaciones.

5.2.2.5. Procedimientos postinfiltración.

Después de la infiltración, el paciente debe mover activamente los músculos infiltrados en todo su recorrido. Esto incluye estiramientos completos para alcanzar las posiciones de acortamiento y estiramiento máximos. Este estiramiento debe hacerse lentamente para facilitar una liberación mayor. El estiramiento posterior ayuda a normalizar la longitud de las sarcómeras en las fibras musculares afectadas, alivia la tensión y puede eliminar bandas tensas palpables. También enseña al paciente a realizar estiramientos en casa y ayuda a restablecer la movilidad normal del músculo. Aplicar spray refrigerante puede ayudar durante el estiramiento inicial para reducir el dolor. Debe seguirse de termoterapia local (calor húmedo) para aliviar el dolor postinfiltración (6, 102, 103, 104, 105, 106).

5.2.2.6. Razones para el fracaso del tratamiento.

- Diagnóstico erróneo y factores de perpetuación: ignorar los factores que perpetúan el dolor es una causa común de fracaso del tratamiento.
- Tratamiento incorrecto del pg: infiltrar un pg latente en lugar de uno activo o punzar cerca del pg en vez de directamente en él puede resultar en alivio incompleto.
- Uso de agujas y soluciones inadecuadas: utilizar agujas finas o soluciones con preservativos irritantes puede reducir la efectividad del tratamiento.
- Omisión de movilidad activa y ejercicios domiciliarios: no realizar movimientos activos postinfiltración y omitir ejercicios de estiramiento pasivo puede comprometer los resultados del tratamiento.

5.2.2.7. Acciones correctivas.

- Identificación y resolución de factores de perpetuación: es crucial identificar y abordar los factores que perpetúan el dolor miofascial.
- Educación del paciente: los pacientes deben aprender sobre el manejo adecuado de sus músculos, realizar estiramientos y aplicar calor húmedo en casa. además, deben practicar buenas posturas y evitar movimientos que perpetúen el dolor.
- Cumplimiento del paciente: la falta de cumplimiento puede deberse a entusiasmo excesivo, equivocaciones en la realización de ejercicios, o falta de interés y motivación. es fundamental educar y motivar al paciente, además de supervisar y ajustar su programa de ejercicios según sea necesario.
- Actividades apropiadas: deben evitarse actividades vigorosas durante el período de dolorimiento postinfiltración y promover el uso suave y normal del músculo. los pacientes también deben evitar movimientos que perpetúen el dolor y aprender a realizar actividades de manera que no causen estrés nocivo.

Este enfoque integral no solo se centra en el tratamiento inmediato del PG, sino también en la educación continua del paciente y en la modificación de comportamientos que puedan estar contribuyendo a su dolor crónico.

5.2.3. Ejercicios terapéuticos.

Los ejercicios dirigidos al tratamiento de puntos gatillo miofasciales (PGM) se enfocan en alargar, fortalecer y acondicionar músculos específicos. La clave para aliviar el dolor miofascial es el estiramiento de los músculos afectados, ya que mejora la condición y resistencia muscular, disminuyendo el riesgo de desarrollar PGM. Sin embargo, en pacientes con PGM activos, los ejercicios de fortalecimiento o acondicionamiento pueden exacerbar los síntomas (39, 44, 108, 109).

La elección del ejercicio depende de la irritabilidad de los PGM. Si hay dolor en reposo, se recomiendan actividades suaves, como estiramientos rítmicos en agua caliente. A medida que los PGM se inactivan, se puede avanzar gradualmente con ejercicios de fortalecimiento, comenzando con contracciones excéntricas, las cuales generan mayor fuerza con menor gasto energético que las concéntricas. Es fundamental que los ejercicios se consideren como una "receta", especificando tipo, dosis, repeticiones y frecuencia. El estiramiento debe realizarse diariamente, y si algún ejercicio aumenta el dolor, debe reducirse o interrumpirse. El fortalecimiento muscular incluye contracciones isométricas o isotónicas, siendo preferible el movimiento isotónico. Las contracciones excéntricas, al alargar el músculo bajo carga controlada, son recomendables para evitar la sobrecarga. Los ejercicios de acondicionamiento, como nadar o andar en bicicleta, son útiles para mantener una buena condición física y evitar la reactivación de los PGM (39, 44, 108, 109).

A lo largo de este libro hemos explorado en profundidad el complejo y multifacético tema de los puntos gatillo miofasciales, desde su definición y patofisiología hasta los métodos más avanzados de diagnóstico y tratamiento. Estos puntos gatillo representan una causa común pero frecuentemente subdiagnosticada de dolor musculoesquelético, afectando la calidad de vida de millones de personas en todo el mundo. Comprender su origen, evolución y tratamiento es crucial para el desarrollo de estrategias terapéuticas eficaces. El tratamiento de los puntos gatillo debe ser integral, abarcando desde terapias manuales, ejercicios terapéuticos y técnicas de punción seca o infiltración, hasta la educación del paciente y el manejo de factores psicológicos y emocionales que puedan influir en el dolor. La combinación de estas estrategias multidimensionales no solo ofrece un alivio sintomático, sino que también busca abordar las causas subyacentes para prevenir recurrencias. Además, es importante reconocer que el campo del dolor miofascial y los puntos gatillo sigue evolucionando. La investigación científica continúa ampliando nuestro conocimiento, ofreciendo nuevas perspectivas y refinando las técnicas existentes. En este sentido, el futuro del tratamiento de los puntos gatillo se perfila hacia una mayor personalización de los cuidados, utilizando tecnologías avanzadas para el diagnóstico y enfoques terapéuticos que sean más precisos y efectivos.

En resumen, el manejo de los puntos gatillo miofasciales requiere un enfoque interdisciplinario y basado en la evidencia, en el que los profesionales de la salud desempeñan un papel fundamental. Este libro ha sido un esfuerzo por proporcionar las herramientas y el conocimiento necesarios para enfrentar este desafío clínico con confianza y competencia, con el objetivo final de mejorar la calidad de vida de quienes padecen dolor miofascial. La comprensión y el tratamiento eficaz de los puntos gatillo no solo aliviarán el dolor, sino que también restaurarán la funcionalidad y el bienestar general de los pacientes. En el futuro, la investigación y la práctica clínica seguirán contribuyendo a perfeccionar las estrategias terapéuticas, asegurando así que los puntos gatillo miofasciales sean tratados de manera óptima y eficiente.

REFERENCIAS BIBLIOGRÁFICAS.

1. Gallego, T. (2007). Bases teóricas y fundamentos de la fisioterapia. Panamericana. ISBN: 978-84-7903-976-9
2. Meliá, J.F. (2008). Historia de la fisioterapia. ISBN: 978-84-612-2984-0
3. Raposo, I., et al. (2001). La Fisioterapia en España durante los siglos XIX y XX hasta la integración en escuelas universitarias de Fisioterapia. 23(4): 206-217.
4. Chillón, R., Rebollo, J., Meroño, A.J. (2008). Aproximación a la historia de la fisioterapia española desde las fuentes documentales. Revista cuestiones de fisioterapia. 37(3).
5. Ministerio de sanidad y consumo. (2002). Real decreto 1001/2002, de 27 de septiembre, por el que se aprueban los estatutos generales del consejo general de colegios de fisioterapeutas. Madrid.
6. Simons, D.G., Travell, J.G., Simons, L.S. (2002). Dolor y disfunción miofascial: El manual de los puntos gatillo. Mitad superior del cuerpo, 2ed. Madrid: Editorial Médica Panamericana. ISBN: 9788479035754.
7. Simons D.G. (2004). New aspects of myofascial trigger points: etiological and clinical. J Musculoskelet Pain. 12(3-4): 15-21.
8. Iturriga, V., Bornhardt, T., Hermosilla, L. y Avila, M. (2014). Prevalencia de Dolor Miofascial en Músculos de la Masticación y Cervicales en un Centro Especializado en Trastornos Temporomandibulares y Dolor Orofacial. Int. J. Odontostomat, 8(3), 413-417.
9. Muñoz, J.P., Alpizar, E. (2016). Síndrome miofascial. Medicina legal de Costa Rica. 33(1).
10. Fleckenstein, J., Zaps, D., Ruger, L.J., Lehmeyer, L., Freiberg, F., Lang, P.M., etal. (2010). Discrepancy between prevalence and perceived effectiveness of treatment methods in myofascial pain syndrome: results of a cross-sectional, nationwide survey. BMC Musculoskelet Disord. 11: 11-32.
11. Chien, J. J., Bajwa, Z. H. (2008). What is mechanical back pain and how best to treat it? Current Pain and Headache Reports, 12(5): 406-411.
12. Fernández, C., Alonso, C., Miangolarra, J.C. (2007). Myofascial trigger points in subjects presenting with mechanical neck pain: A blinded, controlled study. Manual Therapy. 12(1): 29-33.
13. Sanita, P., De Alentar, F. (2009). Myofascial pain syndrome as a contributing factor in patients with chronic headaches. Journal of Musculoskeletal Pain. 17(1): 15-25.

14.Borg-Stein, J. (2002). Cervical myofascial pain and headache. Current Pain and Headache Reports. 6(4): 324–330.
15.Lucas, K., Rich, P., Polus, B. (2008). How common are latent myofascial trigger points in the scapular positioning muscles? Journal of Musculoskeletal Pain. 16(4): 279-286.
16.Affaitati, G., Costantini, R., Fabrizio, A., et al. (2011). Effects of treatment of peripheral pain generators in fibromyalgia patients. European Journal of Pain, 15(1): 61-69.
17.Mayoral, O., Salvat, I. (2021). Fisioterapia invasiva del síndrome de dolor miofascial. Editorial médica panamericana. ISBN: 978-8491103950.
18.Guyton. A.C., Hall, J.E. (2021). Tratado de fisiología médica 14ª. Elsevier. ISBN: 9788413820132.
19.Corera, I. (2014). Estimación de la estructura de la unidad motora en base a registros de EMG. Universidad pública de Navarra.
20.Moczydlowski, E.G. (2017). Transmisión sináptica y unión neuromuscular. Fisiología médica: 204.
21.Villaseñor, J.C., Escobar, V.H., De la Lanza, L.P., Guizar, B.I. (2013). Síndrome de dolor miofascial. Epidemiologia, fisiopatología, diagnóstico y tratamiento. Revista española médica quirúrgica. 18: 148-157.
22.Chicharro, J., Fernández, A. (2006). Fisiología del ejercicio. Editorial Panamericana.
23.Shah, J.P., Gilliams, E.A. (2008). Uncovering the biochemical milieu of myofascial trigger points using in vivo microdialysis: An application of muscle pain concepts to myofascial pain syndrome. The journal of bodywork and movement therapies. 12(4): 371-384.
24.Martínez, J.M., Pecos, D. (2005). Criterios diagnósticos y características clínicas de los puntos gatillo miofasciales. Fisioterapia. 27(2): 65-68.
25.Ruiz, M., Nadador, V., Fernández, J., Hernández, J., Riquelme, I., Benito, G. (2007). Dolor de origen muscular: dolor miofascial y fibromialgia. Revista sociedad española del dolor. 1: 36-44.
26.Estévez, E.A. (2001). Dolor miofascial. MedUnab. 4(12).
27.Hernández, F.M. (2009). Síndromes miofasciales. Reumatología clínica. 5(S2): 36-39.
28.Díaz, L. (2014). Cervicalgia miofascial. Revista médica clínica condes. 25(2): 200-208.
29.Niel, S. El libro conciso de los puntos gatillo: Manual profesional y de autoayuda (2017). Editorial Paidotribo. ISBN: 9788499106038

30. Hernández, F.M. (2009). Síndromes miofasciales. Reumatología clínica. 5(S2): 36-39.
31. Simons, D.G. (1999). Diagnostic criteria of myofascial pain caused by trigger points. Journal of Musculoskeletal Pain. 7(1-2):111-20.
32. Hong, C.Z., Kuan, T.S., Chen, J.T., Chen, S.M. (1997). Referred pain elicited by palpation and by needling of myofascial trigger points: acomparison. Arch Phys Med Rehabil. 78(9):957-60.17.
33. Hong C-Z, Chen YN, Twehous DA, Hong DH. Pressure threshold for referred pain by compression on the trigger point andadjacent areas. J Musculoske Pain. 1996;4(3):61-79.
34. Moldofsky, H. (2001). Sleep and pain. Sleep Medicine Reviews. 5: 387-398.
35. Gil, E., Martínez, G.L., Aldaya, C., Rodriguez, M.J. (2007). Síndrome de dolor miofascial de la cintura pélvica. Revista sociedad española dolor. 5: 358-368.
36. González, I., Varas, A.B., García, S. (2003). Evaluación objetiva del tejido muscular tras el tratamiento de puntos gatillo miofasciales: Estudio de 20 casos. Revista iberoamericana fisioterapia kinesiología. 6(3): 109-123.
37. Araya, F., Rubio, D., Gutiérrez, H., Arias, L., Olguín, C. (2018). Punción seca y cambios en la actividad muscular en sujetos con puntos gatillo miofasciales: serie de casos. Revista de la sociedad española del dolor.
38. Delaune (2013). Puntos gatillo: Tratamiento para aliviar el dolor. Paidotribo. ISBN: 9788499109015
39. Borg, J., Simons, D. (2002). Myofascial Pain. Focused Review. 83(1): S40-47.
40. Álvarez, D., Rockwell, P. (2002). Trigger Points: Diagnosis and Management. American family physician. 65(4).
41. Yap, E.C. (2007). Myofascial pain-an overview. Annals Academy of Medicine Singapore. 36(1):43-8.
42. Giamberardino, M.A., Affaitati, G., Fabrizio, A., Costantini, R. (2011). Myofascial pain syndromes and their evaluation. Best Practice & Research Clinical Rheumatology. 25: 185–198.
43. Gerwin, R., Dommerholt, J., Shah, J. (2014). An Expansion of Simons' Integrated Hypothesis of Trigger Point Formation. Myosfacial pain síndrome. 8(6): 468-475.
44. Dommerholt, J., Fernández, C. (2018). Trigger Point Dry Needling: An Evidenced and Clinical-Based Approach. 2ª edition. Elselvier. ISBN: 978-0702074165.

45.Tough, E.A., White, A., Richards, S., Campbell, J. (2007). Variability of criteria used to diagnose myofascial trigger point pain Syndrome-Evidence from a review of the literature. The Clinical Journal of Pain. 23(3): 278–286.
46.Wolfe, F., Clauw, D., Fitzcharles, M., Goldenberg, R., Katz, R., Mease. P., et al. (2010). The American College of Rheumatology preliminary diagnostic criteria for fibromyalgia and measurement of symptom severity. 62(5): 600–610.
47.Ruiz, M., Nadador, V., Fernández, J., Hernández, J., Riquelme, I., Benito, G. (2007). Dolor de origen muscular: dolor miofascial y fibromialgia. Revista Sociedad Española del Dolor. 1: 36-44
48.Dommerholt, J., Bron, C., Franssen, J. (2011). Myofascial trigger points: an evidence-informed review. The Journal of Manual & Manipulative Therapy. 14(4): 203-221.
49.Dommerholt, J., Mayoral, O., Gröbli, C. (2006). Trigger Point Dry Needling. The Journal of Manual & Manipulative Therapy. 14(4): 70-87.
50.Sikdar, S., Shah, J.P., Gebreab, T., Yen, R.H., et al. (2009). Novel applications of ultrasound technology to visualize and characterize myofascial trigger points and surrounding soft tissue. Archives of Physical Medicine and Rehabilitation. 90: 829-838.
51.Niraj, G., Collet, B.J., Bone, M. (2011). Ultrasound-guided trigger point injection: first description of changes visible on ultrasound scanning in the muscle containing the trigger point. British journal of anesthesia. 107: 474-475.
52.Rha, D.W., Shin, J.C., Kim, Y.K., Jung, J.H., et al. (2011). Detecting local twitch responses of myofascial trigger points in the lowerback muscles using ultrasonography. Archives of Physical Medicine and Rehabilitation. 90: 1576-1580.
53.Lewis, J., Tehan, P.A. (1999). Blinded pilot study investigating the use of diagnostic ultrasound for detecting active myofascial trigger points. Pain. 79: 39-44.
54.Chen, Q., Bensamoun, S. F., Basford, J. R., Thompson, J. M., An, K. N., Ehman, R. L. (2007). Identification and quantification of myofascial taut bands with magnetic resonance elastography. Archives of Physical Medicine and Rehabilitation. 88(12): 1658-1661.
55.Feng, S., Zhang, Z., Xu, S., Han, P., Yang, J. (2018). Ultrasonic elastography in the evaluation of myofascial trigger points. BioMed Research International. 1-8.

56.Turo, D., Otto, P., Shah, J. P., Heimur, J., Sikdar, S. (2015). Ultrasonic characterization of the upper trapezius muscle in patients with myofascial pain syndrome using acoustic radiation force impulse imaging and shear wave elastography. Journal of Ultrasound in Medicine. 34(12): 2149-2160.
57.Sikdar, S., Shah, J. P., Gilliams, E. A., Gebreab, T., Gerber, L. H. (2009). Assessment of myofascial trigger points using ultrasound imaging and vibration sonoelastography. Archives of Physical Medicine and Rehabilitation. 90(11): 1829-1838.
58.Turo, D., Cassar, T., Harshbarger, D., Gebreab, T., Otto, P., Shah, J. P., et al. (2013). Ultrasonic characterization of the upper trapezius muscle in patients with chronic neck pain. Ultrasound in Medicine & Biology. 39(12): 2520-2530.
59.Zhou, K., Hong, Y., Huang, Z., Tang, C., Wang, H., Zhou, Q. (2014). Characterization of myofascial trigger points in patients with upper trapezius pain using ultrasound imaging. Journal of Rehabilitation Research and Development. 51(6): 901-910.
60.Shah, J. P., Gilliams, E. A. (2008). Uncovering the biochemical milieu of myofascial trigger points using in vivo microdialysis: An application of muscle pain concepts to myofascial pain syndrome. The Journal of Bodywork and Movement Therapies. 12(4): 371-384.
61.Chen, Q., Basford, J. R., An, K. N. (2011). Ability of magnetic resonance elastography to assess taut bands. Clinical Biomechanics. 26(6): 610-615.
62.Jiang, W., Huang, Z., Yang, H., Wang, H., Zhou, K. (2015). MRI and ultrasound imaging of myofascial trigger points. American Journal of Physical Medicine & Rehabilitation. 94(1): 34-40.
63.Reeves, J.L., Jaeger, B., Graff. S.B. (1986). Reliability of the pressure algometer as a measure of myofascial trigger point sensitivity. Pain, Elsevier. 24(3): 313–321.
64.Fischer, A.A. (1987). Letter to the editor. Pain, Elsevier. 28(3): 411–414.
65.Huang, Q. M., Ma, Y. T., Li, W. (2010). Assessment of myofascial trigger points using infrared thermography: A systematic review. Complementary Therapies in Medicine. 18(3-4): 144-149.
66.Sikdar, S., Shah, J. P., Gebreab, T. (2011). Quantitative assessment of myofascial trigger points from thermographic images using advanced image processing techniques. Journal of Bodywork and Movement Therapies. 15(2): 158-164.

67.Hidalgo, J., Torres, M., Mayoral, O., Sanchez, Z., Prieto, S. (2013). Infrared thermography for the detection of myofascial trigger points in patients with neck pain. Medical Physics. 40(7).

68.Alkhatib, B., Sultan, M. A. (2011). Infrared thermography in the detection of active myofascial trigger points. Journal of Medical Engineering & Technology. 35(6-7): 311-318.

69.Standring, S. (2020). Gray's Anatomy: The Anatomical Basis of Clinical Practice (42ª ed.). Elsevier.

70.Netter, F. H. (2022). Netter's Atlas of Human Anatomy (8ª ed.). Elsevier.

71.Putz, R., Pabst, R. (2018). Sobotta Atlas of Human Anatomy (16ª ed.). Elsevier.

72.Agur, A. M. R., Dalley, A. F. (2020). Grant's Atlas of Anatomy (15ª ed.). Wolters Kluwer.

73.Schünke, M., Schulte, E., Schumacher, U. (2015). Prometheus. Texto y Atlas de Anatomía: General y Aparato Locomotor (3ª ed.). Editorial Médica Panamericana.

74.Waldman, S. (2020). Atlas of Interventional Pain Management (5ª edición). Elselvier. ISBN: 978-0323654074.

75.Davies, C., Davies, A., Simons, D. (2013). The Trigger Point Therapy Workbook (3ª edición). New Harbinger Publications. ISBN: 9781608824946

76.Finando, D., Finando, S. (2005). Trigger Point Therapy for Myofascial Pain: The Practice of Informed Touch. Healing Arts Press. ISBN: 1-59477-054-9.

77.Irnich, D., Jones, J.K. (2013). Myofascial Trigger Points: Comprehensive diagnosis and treatment. Churchill Livingstone. ISBN: 978-0702043123.

78.Peterson, F., Kendall, E. (2010). Muscles: Testing and Function, with Posture and Pain. ISBN: 978-1451104318.

79.Schleip, R., Findley, T.W., Chaitow, L., & Huijing, P. (2012). Fascial Dysfunction: Manual Therapy Approaches. Handspring Publishing. ISBN: 9781909141940.

80.Travell, J. G., Simons, D. G., & Simons, L. S. (1996). Travell & Simons' Trigger Point Flip Charts: Upper Body and Lower Body Pain Patterns. Lippincott Williams & Wilkins.

81.Simons, D. (2004). Reviewof enigmatic MTrPs as a common cause of enigmatic musculoskeletal pain and dysfunction. Elservier. 14(1): 95-107.

82.Shah, J., Thaker, N., Heimur, J., Aredo, J., Sikdar, S., Gerber, L. (2015). Myofascial Trigger Points Then and Now: A Historical and Scientific Perspective. 7(7): 746-761. PMR.
83.Gerwin, R. (2010). A review of myofascial pain and fibromyalgia—factors that promote their persistence. Acupuncture in Medicine. 28(4): 130-136.
84.Kostopoulos, D., Rizopoulos, K. (2001). Manual Trigger Point Therapy: Techniques for Myofascial Pain. Slack Incorporated. ISBN: 978-1556425424.
85.Johnson, J. (2012). Functional Stretching: A Therapist's Guide to Stretching. Elsevier. ISBN: 978-1450412759
86.Lederman, E. (2013). Therapeutic Stretching: Towards a Functional Approach. Churchill Livingstone. ISBN: 978-0702043185
87.Myers, T. W., & James Earls. (2010). Fascial Release for Structural Balance. North Atlantic Books. ISBN: 9781905367184
88.Chaitow, L., & DeLany, J. W. (2008). Clinical Application of Neuromuscular Techniques: Volume 1: The Upper Body (2ª ed.). Elsevier. ISBN: 0-443-06284-6.
89.Salvo, S. G. (2015). Manual of Neuromuscular Therapy. Elsevier. ISBN: 978-0323239714
90.Page, P., Frank, C., & Lardner, R. (2010). Assessment and Treatment of Muscle Imbalance: The Janda Approach. Human Kinetics. ISBN: 9780736074001.
91.Rattray, F., & Ludwig, L. (2000). Deep Tissue Massage: A Visual Guide to Techniques. North Atlantic Books. ISBN: 9781556433870
92.Rattray, F., Ludwig, L. Clinical massage therapy understanding. Assessing and Treating Over 70 Conditions. McGraw-Hill. ISBN: 0-9698177-1-1
93.Salvo, S. G. (2015). Massage Therapy: Principles and Practice (5ª ed.). Elsevier. ISBN: 978-0323239714
94.Hendrickson, T., & Barker, D. (2009). Deep Tissue Massage Treatment: A Handbook for Massage Therapists. Lippincott Williams & Wilkins. ISBN: 978-0781795746.
95.Chaitow, L. (2010). Modern Neuromuscular Techniques (3ª ed.). Churchill Livingstone. ISBN: 9780702050954
96.Chaitow, L., & DeLany, J. (2011). Clinical Application of Neuromuscular Techniques: Volume 2: The Lower Body (2ª ed.). Elsevier. ISBN: 978-0-443-06815-7

97. Robertson, V., Ward, A., Low, J., Reed, A. (2006). Electrotherapy Explained: Principles and Practice (4ª ed.). Butterworth-Heinemann. ISBN: 978-0750688437.
98. Watson, T. (2008). Therapeutic Ultrasound in Physical Therapy. Elsevier.
99. Galasso, A., Urits, I., An, D., Nguyen, D., Borchart, M., Yazdi, C., et al. (2020). A Comprehensive Review of the Treatment and Management of Myofascial Pain Syndrome. Springer. 24(43).
100. García, G., Tormos, L., Vilanova, P., Morales, R., Pérez, A., Segura, E. (2011). Efectividad de la punción seca de un punto gatillo miofascial versus manipulación de codo sobre el dolor y fuerza máxima de prensión de la mano. Elsevier. 33(6): 248 - 255.
101. García, M., Climent, J. M., Marimón, V., Garrido, A. M., Pastor, G., López, C. (2006). Estudio comparativo de dos técnicas de infiltración miofascial en puntos gatillo: punción seca e inyección de anestésico local. Rehabilitación. 40(4): 188- 192.
102. Cummings, T. M., White, A. R. (2001). Needling therapies in the management of myofascial trigger point pain: A systematic review. Archives of Physical Medicine and Rehabilitation, 82(7): 986-992.
103. García, M., Climent, J. M., Marimón, V., Garrido, A. M., Pastor, G., López, C. (2006). Estudio comparativo de dos técnicas de infiltración miofascial en puntos gatillo: punción seca e inyección de anestésico local. Rehabilitación. 40(4): 188- 192.
104. Affaitati, G., Costantini, R., Fabrizio, A., & Lapenna, D. (2011). Effects of Treatment of Myofascial Trigger Points on the Pain of Fibromyalgia. Current Pain and Headache Reports. 15(5): 400-406.
105. Kamanli, A., Kaya, A., Ardicoglu, O., Ozgocmen, S., Zengin, F. O., Bayik, Y. (2005). Comparison of Lidocaine Injection, Botulinum Toxin Injection, and Dry Needling to Trigger Points in Myofascial Pain Syndrome. Rheumatology Internationa. 25(2): 130-136.
106. Scott, N. A., Guo, B., Barton, P. M. (2009). Trigger Point Injection for Chronic Non-malignant Musculoskeletal Pain: A Systematic Review. Pain Medicine. 10(1): 54-69.
107. Simons, D. G. (2002). Understanding Effective Treatments of Myofascial Trigger Points. Journal of Bodywork and Movement Therapies. 6(2): 81-88.
108. Simons, D. G. (2002). Understanding Effective Treatments of Myofascial Trigger Points. Journal of Bodywork and Movement Therapies. 6(2): 81-88.

109. Hanten, W. P., Olson, S. L., Butts, N. L., & Nowicki, A. L. (2000). Effectiveness of a Home Program of Ischemic Pressure Followed by Sustained Stretch for Treatment of Myofascial Trigger Points. Physical Therapy. 80(10): 997-1003.

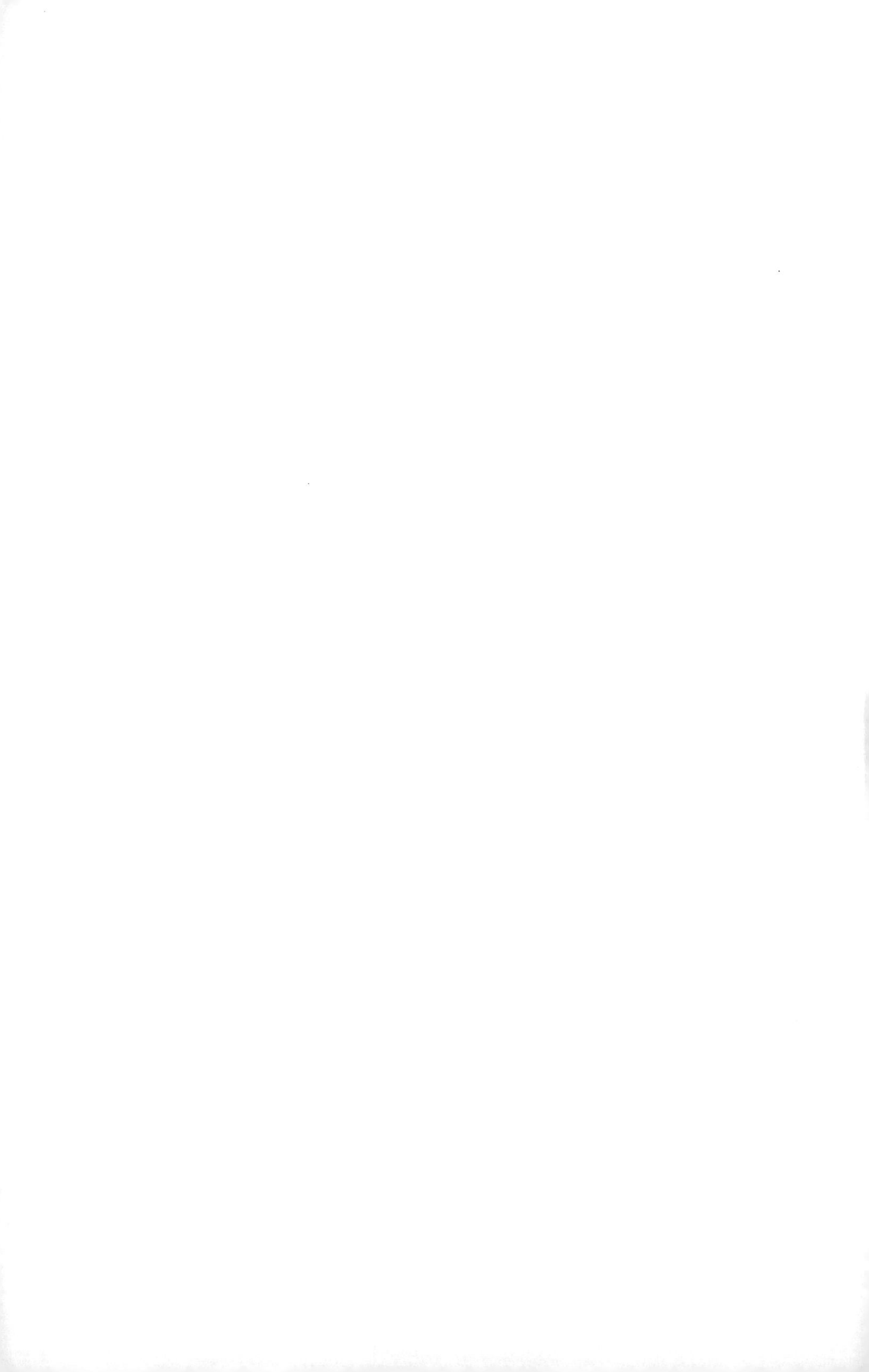

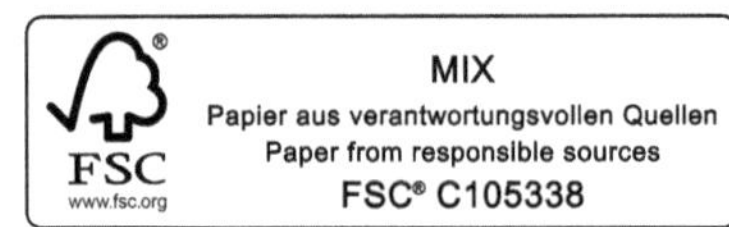

Printed by Books on Demand GmbH, Norderstedt / Germany